E. AUBERT & A. LAPRESTÉ

COURS ÉLÉMENTAIRE
D'HYGIÈNE

ENSEIGNEMENT SECONDAIRE
ÉCOLES NORMALES PRIMAIRES
ÉCOLES PRIMAIRES SUPÉRIEURES

Prix : 1,40

PARIS
F. E. ANDRÉ-GUÉDON, ÉDITEUR
E. ANDRÉ FILS, SUCCESSEUR

COURS ÉLÉMENTAIRE

D'HYGIÈNE

SCEAUX. — IMPRIMERIE CHARAIRE ET Cie.

COURS ÉLÉMENTAIRE
D'HYGIÈNE

RÉDIGÉ

Conformément aux programmes officiels
des Écoles normales primaires du 10 janvier 1889,
de l'enseignement secondaire des 10 juin 1891,
31 janvier et 15 février 1892
et de l'enseignement primaire supérieur
du 21 janvier 1893

PAR

E. AUBERT ET **A. LAPRESTÉ**

E. AUBERT
AGRÉGÉ DE L'UNIVERSITÉ
Docteur ès sciences,
Professeur au Lycée Charlemagne.

A. LAPRESTÉ
AGRÉGÉ DE L'UNIVERSITÉ
Professeur de sciences
au Lycée Buffon.

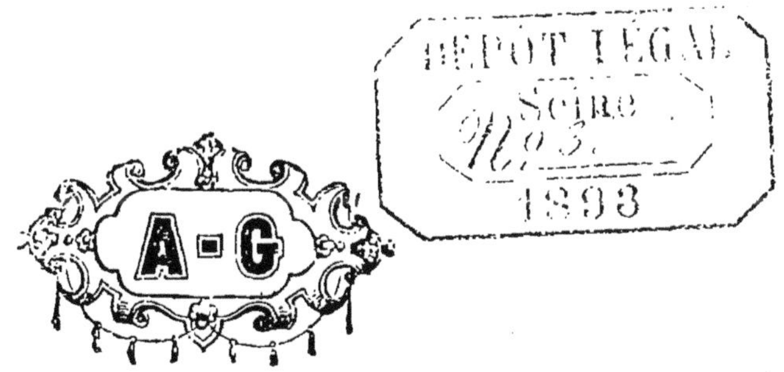

PARIS
LIBRAIRIE CLASSIQUE DE F. E. ANDRÉ-GUÉDON
E. ANDRÉ FILS, SUCCESSEUR
15, Rue Séguier, 15

1893

PRÉFACE

« L'*Hygiène* est la science qui nous enseigne les ioyens de conserver et d'améliorer notre santé, 'éviter les maladies et de vivre le plus longtemps ossible.

« L'hygiène est donc, après la morale qui nous pprend nos devoirs et nos droits, la plus utile de outes les sciences, celle dont personne ne devrait gnorer les préceptes. Sans la santé, aucun des utres biens n'a de valeur réelle, et celui qui en est rivé est incapable de remplir d'une manière satisaisante son rôle dans la société, d'élever sa amille, de soutenir ses parents dans leur vieillesse, e servir utilement son pays. Une grande partie es maladies qui nous atteignent, entraînant après lles le chômage, la misère et la mort, pourraient tre évitées, si chacun connaissait et voulait uivre les principes de l'hygiène. »

Ainsi s'exprime M. le docteur Armaingaud, président de la Ligue contre la tuberculose, dans l'une e ses Instructions mensuelles d'hygiène auxquelles ous avons souvent fait appel dans le corps de cet uvrage.

La société nous offre, au point de vue qui nous ccupe ici, un spectacle bizarre autant que varié.

La jeune mère, afin de fortifier le nouveau-né, lui donne inconsidérément une épaisse bouillie, voire des aliments solides qu'il ne peut digérer; heureux le pauvre petit, s'il évite la mort! il est du moins affligé, pour toute sa vie parfois, de troubles digestifs sérieux.

Le cultivateur, occupé au travail des champs et de l'étable, couvre ses enfants du vêtement souillé qui les protégera mal contre le froid rigoureux ou l'excessive chaleur. Est-ce qu'il a le temps de s'intéresser au mode de nourriture qui convient à ces jeunes tempéraments? Avare pour ses enfants et pour lui-même des soins de propreté et d'alimentation indispensables à la santé, il s'empresse de les prodiguer à son bétail qui a pour lui l'avantage d'être une source de bénéfices.

L'ouvrier, fataliste inconscient, s'abandonne aux hasards de l'existence et ne tente rien pour se préserver des multiples dangers qui le menacent dans son travail, à l'atelier, au milieu des machines, à la mine, etc.

Le résultat le plus clair d'une aussi coupable indifférence est, annuellement, dans notre seul pays de France, la mort de plus de *trois cent mille* personnes que des soins intelligents eussent conservées saines et vigoureuses pendant de nombreuses années encore.

Chacun de nous doit donc sérieusement étudier l'hygiène, faire son profit des prescriptions qui y sont enregistrées et s'y conformer rigoureusement.

C'est dans ce but que nous présentons au public un livre d'étude des plus concis, conforme au programme adopté pour les cours d'hygiène d'enseignement secondaire et d'enseignement primaire.

Nous croyons l'avoir mis au courant des plus récentes découvertes relatives aux maladies transmissibles et contagieuses, tout en exposant avec simplicité les diverses parties de notre sujet. Les recommandations se rapportant à chaque espèce de maladie, à l'installation de la maison salubre, ont été particulièrement l'objet de notre attention.

Par la diffusion de ces connaissances précieuses à tous, nous espérons rendre quelque service à la cause de l'hygiène, cause à laquelle tant d'hommes de bien consacrent leurs soins depuis plus de vingt ans.

Qu'il nous soit permis de rendre ici un public hommage au dévouement des hommes éminents de notre pays qui ont tant fait pour sauvegarder l'humanité! M. PASTEUR et ses nombreux collaborateurs et élèves forment une vaillante pléiade dont les découvertes bactériologiques sont chaque jour la source de procédés curatifs nouveaux. De hardis pionniers cherchent, d'autre part, à répandre la science hygiénique dans les masses profondes du peuple. Le docteur Armaingaud, de Bordeaux, mérite une mention spéciale, à cause de la croisade que, depuis plusieurs années déjà, il a entreprise en vue de combattre la plus terrible des maladies contagieuses, la *tuberculose*.

A tous ces courageux savants, la société doit une profonde reconnaissance; puissent nos humbles efforts être de quelque utilité pour l'œuvre admirable à laquelle ils se sont adonnés!

Paris, 1er juin 1893.

INTRODUCTION

Le corps de l'homme est une association de cellules différenciées, les unes nerveuses, les autres musculaires, d'autres osseuses, etc., groupées en tissus.

Suivant la loi économique de la division du travail, chacun de ces tissus remplit une fonction précise dans le travail physiologique accompli pour assurer la prospérité de l'association entière.

Si tout ou partie de l'un de ces groupements subit une altération sérieuse, l'harmonie des fonctions de l'association est troublée, au même titre que la grève d'une partie notable des ouvriers d'une usine a pour conséquence l'arrêt ou la gêne du travail dans cette usine.

On appelle *maladie* le trouble des fonctions qui entretiennent d'ordinaire la vie dans notre corps.

La cause précise d'un grand nombre de maladies est mal connue encore; nous ne pouvons donc éviter celles-ci, tout au moins d'une manière absolue; telles sont : les inflammations du cœur, des poumons, certaines affections du foie, des reins, etc.

D'autres maladies ont pour origine l'introduction, dans notre corps, de substances chimiques malsaines (*poisons*), ou d'organismes qui vivent en *parasites* dans nos organes aux dépens desquels ils se nourrissent. Certains de ces parasites (douve, ténia, trichine,...), visibles à l'œil nu ou à la loupe, pénètrent dans notre tube digestif avec l'eau et les aliments; les autres, très petits, microscopiques, appelés pour cela *microbes* (*micros*, petit; *bios*, vie), s'établissent, chacun suivant ses préférences, dans l'intestin, le sang, les muscles, les poumons, etc..., détruisent les cellules de la région envahie, y provoquent des lésions et, par suite, des maladies toujours graves.

LES EMPOISONNEMENTS ET LES AFFECTIONS PARASITAIRES SONT DES MALADIES ÉVITABLES

Empoisonnements. — Les empoisonnements qui se produisent lentement dans les usines où l'atmosphère est envahie par les poussières des sels de plomb (céruse), d'arsenic (matières colorantes arsenicales), par les vapeurs mercurielles; l'asphyxie lente ou rapide résultant du séjour dans un air vicié par le gaz sulfhydrique, le chlore, l'oxyde de carbone et l'acide carbonique, sont autant de causes d'affaiblissement et de mort pour l'homme. Celui-ci peut cependant les éviter en se conformant aux prescriptions hygiéniques dont nous parlerons en étudiant l'air (page 47 et suivantes).

Maladies parasitaires — Les maladies engendrées par les êtres vivants qui élisent domicile dans notre corps sont dites *maladies parasitaires* ou *infectieuses*.

Celles qui sont dues aux animaux d'assez grandes dimensions, comme les vers intestinaux, sont connues depuis longtemps déjà; nous traiterons, au chapitre des aliments, des moyens de préservation efficaces en ce qui les concerne.

Moins connues sont les *maladies microbiennes*. Les recherches entreprises, il y a trente ans, sur les fermentations et continuées jusqu'à nos jours par l'illustre savant français M. Pasteur, ont été le point de départ de découvertes précieuses quant à l'origine, l'éclosion, la marche, l'issue fatale ou la guérison de ces sortes de maladies.

Si les connaissances acquises sont encore restreintes en présence du champ considérable à explorer, si le nombre est faible des maladies dites *transmissibles* et *contagieuses* auxquelles on peut apporter un sûr préservatif, il n'en demeure pas moins que certaines méthodes d'expérimentation sont établies et qu'il suffit de les appliquer, pour augmenter la liste des phénomènes morbides que la science médicale pourra combattre avec succès.

Avant d'entreprendre l'étude des principales maladies microbiennes, d'exposer leur nature, leur évolution, la manière de les éviter et de les combattre, il faut connaître les êtres qui les engendrent : les microbes.

DES MICROBES

On appelle *microbes* des êtres microscopiques, appartenant la plupart au règne végétal (champignons et algues), qui vivent dans des milieux, les uns organiques, les autres organisés, où ils provoquent là des fermentations et ici certaines maladies. Les plus importants de ces microbes sont des algues (*bactériacées*), végétaux de forme variable, de très faibles dimensions, incolores en général.

1° Les Bactéries sont de petites dimensions et de forme variable. Elles sont composées de cellules toutes identiques quant à leurs fonctions, dépassant rarement quelques millièmes de millimètre de longueur, plus étroites encore en largeur. Ces cellules sont : les unes rondes (*Microcoques*, *Staphylocoques*, *Sarcines*), les autres ovales (*bactéries* proprement dites), en bâtonnets courts (*bacilles*), ou bien filamenteuses en bâtonnets arqués (*vibrions*) ou contournés en spirale (*spirilles*) (fig. 1).

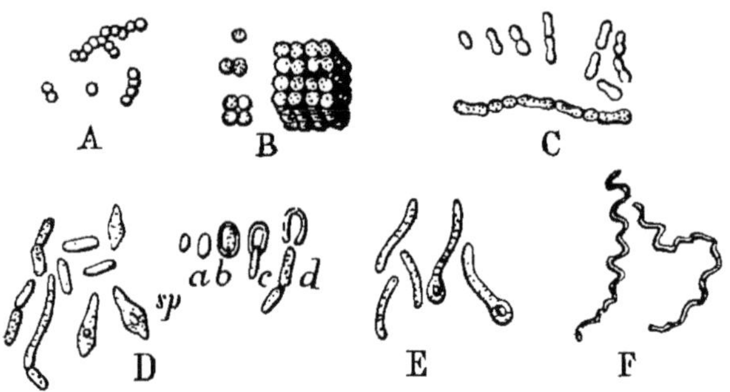

Fig. 1. — **Bactéries diverses.** A, *Micrococcus ureae*, dans la fermentation ammoniacale de l'urine. B, *Sarcina ventriculi*, dans l'estomac, le sang et les poumons de l'homme. C, *Bacterium termo*, microbe aérobie des eaux corrompues. D, *Bacillus amylobacter*, ferment butyrique, agent anaérobie de la fabrication du fromage et du rouissage du chanvre ; *sp*, spore ; *a*, *b*, *c*, *d*, phases du développement d'une spore. E, *Vibrio rugula*, microbe anaérobie des eaux corrompues. F, *Spirillum plicatile*, dans l'eau croupissante.

Les figures A, B..., E, représentent les bactéries à divers états de développement.

Ces différences de formes ne peuvent être invoquées comme des caractères spécifiques, car une même espèce adopte des formes variées suivant les conditions d'existence.

Ainsi le *Bacillus amylobacter*, répandu partout dans la nature, où il provoque la dissociation des tissus végétaux, la mise en liberté des fibres du lin et du chanvre (rouissage), qui ronge les feuilles en les réduisant à leurs nervures pendant l'hiver, se rencontre en forme de filaments longs et immobiles, de baguettes droites ou spiralées, de bâtonnets courts ou de cellules ovoïdes.

On conçoit dès lors qu'à la difficulté de reconnaître les Bactéries, à cause de leur extrême petitesse, s'ajoute pour leur détermination une difficulté nouvelle tenant à leur physionomie variée.

2° **Les Bactéries sont presque toutes incolores : peu d'entre elles possèdent de la chlorophylle** (matière verte contenue dans les feuilles).

Presque tous les végétaux renferment, dans leurs cellules superficielles tout au moins, de petits corps (chloroleucites) imprégnés d'une matière colorante verte qu'on appelle chlorophylle.

Le rôle de cette matière est de retenir dans les cellules une partie de la chaleur solaire incidente qu'elle utilise pour décomposer l'acide carbonique puisé dans l'air par les plantes ; le charbon provenant de cette décomposition s'unit aux éléments de l'eau et forme, dans les tissus des végétaux, des corps organiques divers dont la glucose, l'amidon, les acides organiques sont les premiers termes. Cette fonction importante, qui permet aux plantes de croître rapidement à la lumière, s'appelle *assimilation du carbone ;* ainsi une plante verte fabrique de la matière organique en se nourrissant exclusivement de matières minérales provenant du sol et de l'air.

Les Bactéries, ne possédant pas de chlorophylle, ne peuvent accomplir cette fonction et doivent, pour grandir, emprunter de la matière organique toute formée, soit à des corps en décomposition comme les fumiers (*bactéries saprophytes*), soit à des êtres vivants (*bactéries parasites*).

Classification des Bactéries. — On les répartit, au point de vue de leurs fonctions, en trois catégories :

Les *bactéries chromogènes* fabriquent des matières

colorantes ; ainsi certains bacilles se développent dans le lait, auquel ils communiquent une couleur rouge, jaune, bleue, etc.

Les *bactéries ferments* décomposent les matières organiques complexes en des substances plus simples. Les unes, *en l'absence d'oxygène libre* nécessaire à leur respiration, puisent cet oxygène dans le milieu organique ambiant (*ferments anaérobies*). Ex : le *Bacillus amylobacter*, qui décompose les sucres, la glycérine, la cellulose, en les transformant en hydrogène, en acide carbonique, en acide butyrique, etc. Les autres puisent de l'oxygène dans l'air (*ferments aérobies*) et le fixent, comme le *Micrococcus aceti* sur l'alcool en engendrant du vinaigre, comme les *ferments nitriques* de Winogradsky sur les composés organiques azotés transformés alors en azotates et en azotites, etc.

Les *bactéries pathogènes*, parasites dans le corps de l'homme et des animaux, vivent aux dépens de tissus variés qu'elles altèrent, en déterminant des maladies d'autant plus graves que la destruction des tissus est plus profonde et plus généralisée. Tels sont : les bacilles de la tuberculose et de la diphtérie, la bactéridie charbonneuse, les bacilles de la fièvre typhoïde et du choléra, etc., que nous nous contentons de signaler ici ; nous en ferons l'étude au sujet des maladies transmissibles et contagieuses qu'ils provoquent.

Multiplication des Bactéries. — Les bactéries se multiplient par *scissiparité*, tant que le milieu nutritif est favorable à leur développement. L'aliment est-il épuisé, ou les conditions extérieures leur deviennent-elles défavorables ? les bactéries produisent vite des *spores* capables de résister mieux et plus longtemps, soit à la dessiccation, soit aux fortes variations de température.

Un exemple fera saisir nettement ces procédés, employés d'ailleurs par un grand nombre de végétaux inférieurs en vue de perpétuer leur espèce.

La *bactéridie charbonneuse*, complètement suivie dans toutes ses manifestations par M. Pasteur, existe dans le sang de l'homme et des moutons atteints de la maladie du *charbon* ou *sang de rate*. Elle consiste en bâtonnets *a* (fig. 2) ayant environ dix millièmes de millimètre de long et un millième de millimètre de large. Ces bâtonnets s'étranglent en leur milieu (multiplication par scissiparité), donnent deux nouveaux bâtonnets *b*, qui croissent pour atteindre les dimensions du bâtonnet primitif, et ainsi de suite. Quelquefois accolés bout à bout, le plus souvent ils deviennent indépendants ; ils provoquent l'altération des globules du sang, qui perdent leur forme discoïde et leur couleur rouge vermeil pour se transformer en masse informe d'un rouge noirâtre.

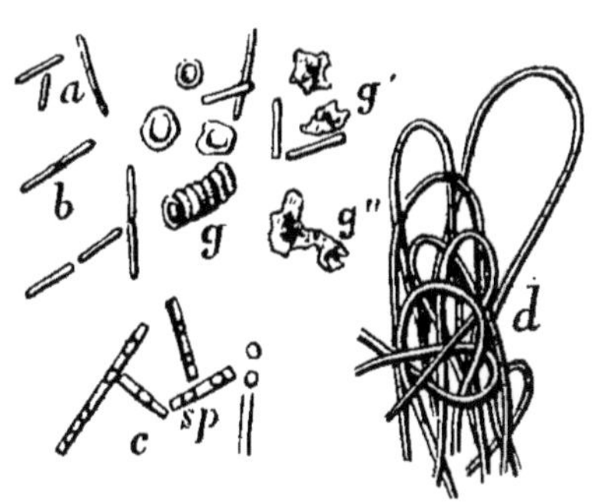

Fig. 2. *Bactéridie charbonneuse*. — *a*, *b*, bâtonnets dans le sang; en *b*, multiplication par scissiparité; *c*, formation des spores *sp* ; *g*, *g'*, *g''*, globules du sang altérés de plus en plus ; *d*, longs filaments formés par la bactéridie du charbon dans une culture artificielle (bouillon de levure neutralisé par la potasse).

Cette multiplication par scissiparité se produit avec une terrifiante rapidité : un bâtonnet pouvant, en quelques heures, produire des millions de bâtonnets identiques. Elle se continue jusqu'à la mort de l'animal envahi. La bactéridie charbonneuse, étant aérobie, ne trouve plus, à partir de ce moment, l'oxygène qui lui est nécessaire et qu'elle ravissait aux globules du sang. Elle serait fatalement condamnée à mourir; alors elle rassemble son protoplasme en un point de la cellule qui la compose *c*, sécrète une enveloppe à cette petite sphère appelée *spore*, tandis que la membrane du bâtonnet primitif disparaît en mettant la spore en liberté. Il en est de même dans tous les bâtonnets.

Les spores sont désormais capables de résister pendant des mois, des années, à la dessiccation ; elles sont douées d'une vie ralentie et n'entreront en activité par la germination, en reformant de nouveaux bâtonnets, qu'au moment où le hasard les amènera au contact du sang de l'homme, du mouton, ou bien dans une solution nutritive convenable (bouillon, urine, etc.).

La bactéridie du charbon en bâtonnets est douée d'une activité croissante depuis la température de 12° jusqu'à 25° environ ; cette activité décroît de 25° jusqu'à 45°, température à partir de laquelle les bâtonnets deviennent inactifs et sont tués à 60°. Les spores, au contraire, peuvent continuer à vivre à une température bien inférieure à 0° et ne sònt tuées qu'au bout d'un quart d'heure dans un milieu humide à 90° ou dans une atmosphère sèche à 123°.

La sporulation est donc, pour les bactéries, un moyen efficace d'échapper à la mort ; elle constitue par cela même, pour l'homme et les animaux chez qui ces parasites peuvent se développer, une menace constante et d'autant plus redoutable que les modes de préservation sont moins connus.

CHAPITRE PREMIER

L'EAU

Est-il nécessaire d'insister sur l'importance de l'eau ? Elle entre pour les deux tiers dans notre organisme ; c'est de toutes les boissons la plus indispensable. L'homme en consomme environ 1 litre et demi par jour comme boisson, sans compter celle qui sert à la cuisson de ses aliments, à ses lotions, au lavage de son linge, etc.

L'eau qui peut être employée à ces différents usages constitue l'*eau potable*.

§ 1er. — COMPOSITION DE L'EAU DANS LA NATURE.

L'eau pure, l'eau distillée nous intéresse peu ici ; il faut prendre l'eau telle que la nature nous la fournit, et y chercher ce qu'elle contient.

Sa composition varie beaucoup avec son origine, comme nous le verrons plus loin ; mais, d'une manière générale, elle contient en dissolution : des *gaz*, des *matières minérales*, des *matières organiques*.

1° *Gaz dissous dans l'eau*. — L'eau renferme de l'*acide carbonique* dont un excès (100cc par litre) tient généralement à la présence des matières organiques et doit faire suspecter l'eau ; de l'*oxygène*[1] qui permet aux animaux

1. Il s'agit ici, non de l'oxygène qui entre dans la constitution même de l'eau formée de deux volumes d'hydrogène et un volume d'oxygène, mais d'oxygène provenant généralement de l'air dissous dans l'eau : 1 litre d'eau peut dissoudre, à la température ordinaire, 16cc d'azote et 8cc d'oxygène, ramenés à la pression atmosphérique et à la température ordinaires.

aquatiques d'y vivre et dont la diminution indique aussi la présence des matières organiques; de l'*azote* qui s'y dissout en même temps que l'oxygène (le rôle de ce gaz paraît sans importance), et divers autres gaz qui s'y trouvent plus rarement et sont d'ailleurs décelés par leur odeur (acide sulfhydrique, etc.).

2° *Matières minérales dissoutes dans l'eau.* — L'eau de pluie, en s'infiltrant dans le sol, dissout une partie des matières minérales qui le composent. C'est du *carbonate de chaux* (calcaire) dissous à la faveur de l'acide carbonique, du *sulfate de chaux* (plâtre ou gypse), des chlorures, etc.

3° *Matières organiques contenues dans l'eau.* — Ces matières sont, soit des êtres vivants, soit les débris de ces êtres, en *suspension* ou en *dissolution*. La présence des matières organiques, en quantité un peu notable dans une eau, doit toujours la faire rejeter. Mais, comme nous l'avons vu (p. 10), l'eau peut recéler des *microbes* dont les uns ne sont pas nuisibles, sans doute, mais dont les autres sont la cause de maladies diverses que nous étudierons plus loin.

Caractères des eaux potables. — Pour être potable, l'eau ne doit pas être absolument pure. L'eau distillée est mauvaise. Elle doit être *limpide*, *claire*, *fraîche* (4° à 10°); elle stimule ainsi l'appétit, favorise la digestion (on sait que l'eau chaude fait vomir); elle doit contenir des *gaz en dissolution:* oxygène, azote (air), et une petite quantité d'acide carbonique. Ces gaz donnent à l'eau une saveur agréable. Des *matières minérales* sont également indispensables pour remplacer celles que nous éliminons à chaque instant; mais leur proportion ne doit pas dépasser 0gr,5 par litre. L'eau doit contenir *aussi peu que possible* de matières organiques, être surtout *privée de germes pathogènes*.

Analyse des eaux potables. — Il est certains caractères faciles à observer pour reconnaître une eau potable : la limpidité, l'odeur et la saveur peuvent être appréciées par chacun. Un excès de matière minérale se reconnaît à ce que l'eau cuit mal les légumes, particulièrement les haricots, dissout difficilement le savon avec lequel elle donne des grumeaux ; enfin, conservée pendant plusieurs jours dans un vase clos, à une douce température (20° à 30°), elle ne doit pas se putréfier et acquérir de mauvais goût (matières organiques).

La recherche exacte des matières que contient l'eau est l'affaire du chimiste, et encore l'analyse chimique est-elle très insuffisante. Il faut qu'elle soit complétée par l'*analyse bactériologique*, c'est-à-dire par la recherche du nombre et de la qualité des microbes contenus dans l'eau, recherche qui *surtout* renseigne sur la *salubrité* de ce liquide.

§ 2. — ORIGINES DE L'EAU.

La mer est l'immense réservoir qui, par évaporation sous l'influence des rayons solaires, donne les nuages; ceux-ci, poussés par les vents au-dessus des continents, se résolvent en pluie dans les plaines, en neige sur les hautes montagnes. Une portion de l'eau de pluie s'infiltre dans le sol où elle pénètre plus ou moins profondément suivant la nature du terrain; après un parcours parfois considérable, elle vient alimenter une *source* ou un *puits*. Cette eau d'infiltration, de concert avec l'eau de ruissellement, forme les *rivières* et les *fleuves* et retourne à la mer. Parfois elle s'accumule dans des réservoirs, les *lacs*, les *étangs*, les *mares*.

L'eau peut provenir également de la *fusion des neiges et des glaces;* l'eau de pluie est parfois aussi recueillie directement sur les toits de nos habitations et conservée dans des *citernes*.

Qualités des eaux selon leur origine. — Nous allons envisager successivement les qualités des eaux dont nous venons de mentionner les diverses origines.

Eau de mer. — Elle ne peut être potable, étant donnée

la proportion énorme de matières minérales qu'elle contient (33 à 37 grammes par litre).

Eau des sources. — L'eau des sources, *lorsqu'elle est captée dès son origine*, et que sa composition chimique répond aux caractères faciles à apprécier que nous venons d'indiquer, est certainement la meilleure de toutes celles dont on puisse faire usage. Elle a subi en effet, à travers les couches du sol, une filtration presque parfaite, et, si elle n'est pas privée complètement de microbes, elle n'en renferme pas de dangereux. Encore faut-il avoir soin que l'eau, *dès sa sortie du sol*, soit à l'abri de toute souillure, de toute infiltration. Il est nécessaire, dans ce but, d'établir, autour de la source, une zone de protection sur laquelle on évitera de répandre des engrais abondants, particulièrement l'engrais humain ; on conduira l'eau de la source, par des *tuyaux étanches*, de son lieu d'origine dans des réservoirs couverts qui la distribueront aux endroits où elle doit être utilisée.

Les conduits sont faits en *poterie* ou en *fer*, même en *plomb* sans le moindre inconvénient, bien que les composés du plomb soient très vénéneux ; il est en effet prouvé que l'eau des sources, toujours chargée de matières minérales, n'attaque pas le plomb ; il n'en serait pas de même, chose assez inattendue, de l'eau distillée, ni de l'eau de pluie [1]. Les réservoirs en zinc ne devraient être employés qu'avec la plus grande circonspection.

Eau de puits. Puits artésiens. — On désigne ainsi des puits qui permettent d'atteindre l'eau très profondément dans le sol. Le puits de Grenelle à Paris a 548 mètres de

1. On peut faire l'expérience suivante : mettre dans deux verres un morceau de plomb, remplir l'un des verres d'eau de pluie, l'autre d'eau de source. Dans celui-ci rien ne se produit, tandis que le verre qui contient l'eau de pluie renferme, au bout de quelques instants, un abondant dépôt blanc dû à l'attaque du plomb : une telle eau est donc vénéneuse.

profondeur. Si l'eau qui en provient renferme des substances minérales en proportion convenable, elle est excellente au même titre que l'eau de source.

Puits ordinaires. — La nappe d'eau qui alimente les puits ordinaires est beaucoup plus superficielle (2 à 10 mètres généralement). Il arrive le plus souvent que l'eau des puits est contaminée par des infiltrations diverses, malgré le grand pouvoir purificateur du sol (puits voisin d'un trou à fumier, d'une fosse d'aisances non étanche). Outre le dégoût qu'on doit éprouver à consommer de l'eau ayant reçu de telles souillures, il faut songer aux graves conséquences qui en peuvent résulter, si ces impuretés sont accompagnées de microbes, comme ceux de la fièvre typhoïde, du choléra, etc. Un puits, précieux dans les pays dépourvus d'eau de source, devrait toujours être établi à 20 mètres au moins de toute cause de contamination et être couvert; il faudrait y puiser l'eau avec une pompe.

Dans tous les cas, les eaux de puits sont moins sûres que les eaux de source.

Eau des rivières. — Elle est en général bien minéralisée et contient suffisamment de gaz; mais dans le voisinage des villes, elle reçoit les résidus de la vie dans ces agglomérations et se charge ainsi de matières organiques, surtout de microbes plus ou moins dangereux, abondants parmi ces résidus. Les eaux que certaines industries insalubres déversent aux cours d'eau sont également une cause puissante de souillure.

Les riverains de la Seine, pendant l'été si chaud de 1892, ont été les malheureux témoins du degré d'insalubrité que peut atteindre un cours d'eau. A sa sortie de Paris, le fleuve n'était qu'un vaste égout aux eaux noires, d'un aspect repoussant et d'une odeur tellement insupportable que les consommateurs étaient heureusement prévenus du danger qu'ils couraient.

M. Miquel a montré comment progresse la contamination d'un cours d'eau pendant son trajet à travers une ville.

	Microbes par cent. cube.
Eau de la Vanne (eau de source qui alimente Paris).	800
Eau de la Seine à Ivry (amont de Paris)...........	32,500
— à Chaillot (aval de Paris).............	111,660
— à Saint-Denis	200,000

Dans ces conditions, la vie des poissons est difficile, celle des plantes également; le cresson est, paraît-il, particulièrement sensible à l'impureté de l'eau et permet, jusqu'à un certain point, d'en juger la qualité alimentaire.

Heureusement la souillure ne se maintient pas tout le long du parcours. Dans son trajet, l'eau, au contact de l'air et de la lumière, se purifie peu à peu.

La teneur en oxygène étant en raison directe de la pureté de l'eau, on voit par le tableau suivant que la proportion d'oxygène en amont de Paris dans l'eau de Seine, décroissante jusqu'à quelques kilomètres en aval, augmente rapidement ensuite pour redevenir normale.

	Oxygène par litre.
Seine à Choisy.........................	10mg 3
— au pont d'Austerlitz.................	9 , 5
— à Chaillot (aval de Paris)...........	8 , 6
— à Saint-Denis (grand collecteur)......	7 , 7
— à Saint-Germain......................	0 , 0
— à Vernon (110 kil. en aval de Paris)..	12 , 3

C'est donc après un parcours de plus de cent kilomètres que l'eau a repris ses qualités premières.

Eau des mares et des étangs. — Ici l'eau est stagnante; n'étant pas agitée, sa surface de contact avec l'air ne se renouvelle pas; l'oxydation des matières organiques y est donc très faible et par suite ces matières organiques s'y accumulent. Heureusement il s'y développe toujours des végétaux verts dont l'assimilation chlorophyllienne (page 13) fournit une certaine quantité d'oxygène capable d'enrayer en partie la putréfaction de ces eaux. ***Dans tous les cas, les eaux des mares et des étangs sont très insalubres.***

Il n'en est pas de même des lacs traversés par un cours d'eau, surtout si le débit des sources et des torrents qui l'alimentent est considérable : c'est ainsi que l'eau du lac de Genève est relativement très pure.

Eau des citernes. — Parfois on recueille l'eau de pluie dans des citernes. Cette eau contient suffisamment de gaz, est pauvre en matières minérales, ce qui la rend très commode pour le savonnage (eau douce); mais elle contient trop peu de sels minéraux au point de vue de l'alimentation. D'autre part, elle balaye les poussières des toits et des gouttières, sans compter les germes de l'air dont elle a pu se charger dans sa chute [1]. Néanmoins elle constitue une eau de boisson utilisable dans certains cas avec beaucoup de discernement. Venise autrefois n'était alimentée d'eau que de cette façon (plombs de Venise).

D'après ce que nous avons dit de l'action de l'eau de pluie sur le plomb (voyez note, page 20), il faut éviter absolument son contact avec ce métal; il peut en résulter des empoisonnements : tel celui de la famille d'Orléans au château de Claremont (Angleterre) en 1849; treize personnes sur vingt-huit furent gravement intoxiquées. L'eau qui servait à l'alimentation, reçue dans une citerne en plomb, en contenait 14 milligrammes par litre.

Les citernes doivent être construites en pierres meulières et chaux hydraulique, placées à l'abri des souillures extérieures et faciles à nettoyer. Encore faut-il ne faire usage de ces eaux qu'après filtration.

1. L'eau provenant de la fusion de la neige qui tombe dans nos climats est extrêmement impure. La neige en tombant joue le rôle de filtre et entraîne avec elle toutes les souillures de l'air. M. Swete, chimiste de Worcester, ayant examiné la neige tombée dans son jardin pendant une nuit, a trouvé qu'elle contenait, sur 100 kilogrammes, 11gr,43 de matières solides, dont 3gr,21 de matières organiques, 8gr,22 de matières minérales. L'eau de fusion était trouble; à 10° son odeur était nulle; à 100° elle répandait l'odeur de cuir brûlé ! L'eau de fusion de la neige tombée dans nos climats est donc très insalubre.

Eau provenant des glaciers. — Elle est en général mauvaise près de sa source ; on lui attribue certaines maladies, telles que le goître et le crétinisme.

Au point de vue des microbes, l'eau provenant de la fusion de la glace n'est pas non plus inoffensive. Les microbes ne sont pas tués, même à 10° au-dessous de 0. Il y a donc lieu de suspecter la glace qu'on sert dans les cafés et restaurants. Cette glace a deux origines : ou bien elle est recueillie à la surface des étangs glacés pendant l'hiver, ou bien elle est fabriquée artificiellement avec des eaux impures. On y a trouvé le bacille de la fièvre typhoïde.

Maladies produites par les eaux. — Des considérations qui précèdent il résulte qu'on doit être circonspect dans le choix des eaux d'alimentation. Elles peuvent, le cas échéant, provoquer des maladies graves, épidémiques, contagieuses.

Ces maladies sont dues : les unes à des organismes de dimension notable, généralement visibles à l'œil nu (*vers parasites :* douve du foie, ténia, ascaride des enfants, oxyure vermiculaire, filaire, etc.), les autres à des *microbes parasitaires.*

Ces parasites et les maladies qu'ils engendrent feront l'objet d'un chapitre spécial.

§ 3. — MOYENS DE PURIFIER L'EAU.

L'eau de source, recueillie avec les précautions indiquées précédemment, est la seule eau naturelle qui puisse être employée sans crainte, puisqu'elle ne renferme jamais de germes dangereux. Au cas où elle ferait défaut, comment pourrons-nous tirer parti des eaux d'origines différentes ? Pour cela le moyen général est tout indiqué, si leur minéralisation est convenable : il faut les débarrasser des germes dangereux qu'elles renferment. On y arrive par la *filtration*, par l'*épuration chimique* et mieux encore par l'*action de la chaleur*.

Filtration. — On opère cette filtration soit par les moyens ordinaires, soit à l'aide d'appareils perfectionnés.

1° *Filtration par les moyens ordinaires.* — La filtration a surtout un effet mécanique, celui de retenir les matières en suspension dans l'eau à laquelle elle rend sa limpidité; malheureusement elle laisse passer la plupart des germes pathogènes.

Cette filtration s'effectue en petit dans des fontaines-

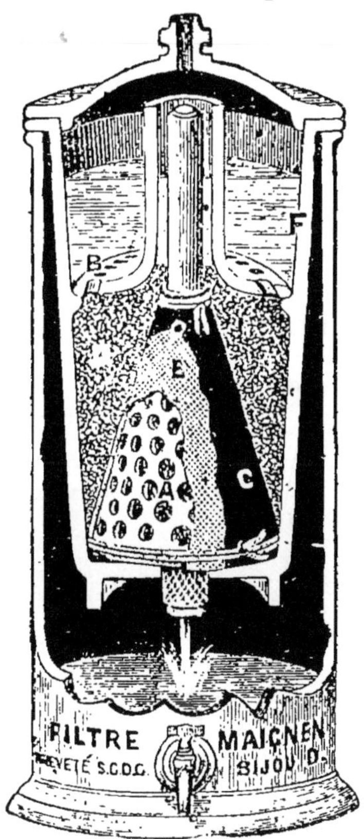

Fig. 4. — **Filtre Maignen.** A, cône en porcelaine percé de trous; E, revêtement d'amiante qui s'applique étroitement sur le cône A; C, couche de charbon impalpable; au-dessus, charbon en grains; B, plaque percée d'orifices par lesquels l'eau à filtrer du réservoir F parvient à la couche de charbon. L'eau filtre à travers le charbon et l'amiante, traverse le cône de porcelaine et se rend dans un réservoir inférieur d'où on peut l'extraire par un robinet situé en avant de la figure.

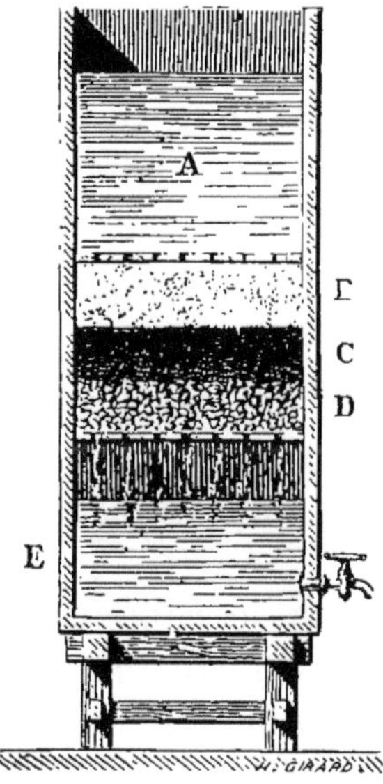

Fig. 3. — **Filtre à charbon.** A, eau à filtrer; B, sable fin; C, couche de charbon ou de noir animal; D, couche de sable; E, eau filtrée.

filtres qui ne fournissent l'eau qu'après son passage

à travers une pierre poreuse. Le filtre sera plus efficace, si on fait traverser à l'eau une couche de charbon de bois et de sable fin ou plusieurs couches analogues alternées (*fig.* 3 et 4) : l'eau est non seulement clarifiée, mais dépourvue de toute odeur et de toute saveur désagréables dues aux matières organiques qu'elle contenait et que le charbon a la propriété de retenir.

Cette filtration se pratique en grand pour la distribution d'eau aux habitants des villes. Différents modèles de filtres sont usités (*fig.* 5). Dans tous, l'eau traverse

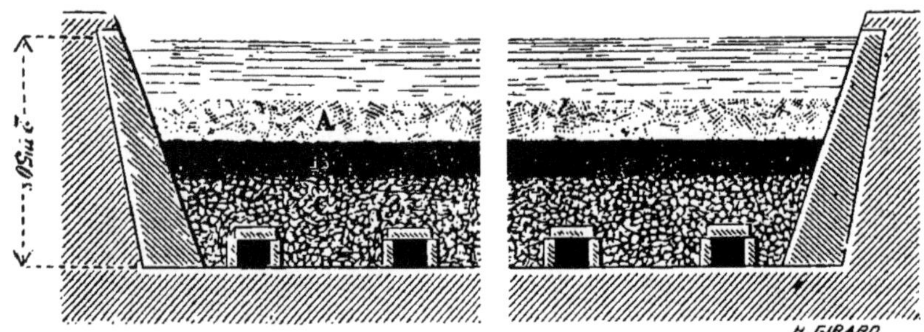

Fig. 5. — **Filtre utilisé à Londres pour purifier les eaux de la Tamise.** A, sable ; B, gravier fin ; C, gravier grossier. L'eau filtre de haut en bas.

des couches de cailloux, de gravier et de sable, parfois des éponges et souvent des couches de charbon.

Il ne faut pas trop compter sur de tels filtres, qui retiennent seulement les particules grossières, les œufs et les larves des parasites, mais qui *tous laissent passer les microbes*, au moins en partie.

L'usage des filtres en sable tend à se répandre dans les grandes villes pourvues de cours d'eau importants. En amont de la ville, on fonce dans le lit du cours d'eau des cylindres de fonte formant puits et entourés extérieurement d'une épaisse couche de sable. L'eau que renferment ces puits a dû filtrer à travers cette couche de sable, en y abandonnant et ses matières en suspension et la plupart des microbes. L'eau de la Loire, à Nantes, qui a filtré dans ces conditions, renferme 150 à 180 fois moins de microbes qu'à l'état naturel.

2° *Filtration sur la porcelaine.* — M. Chamberland,

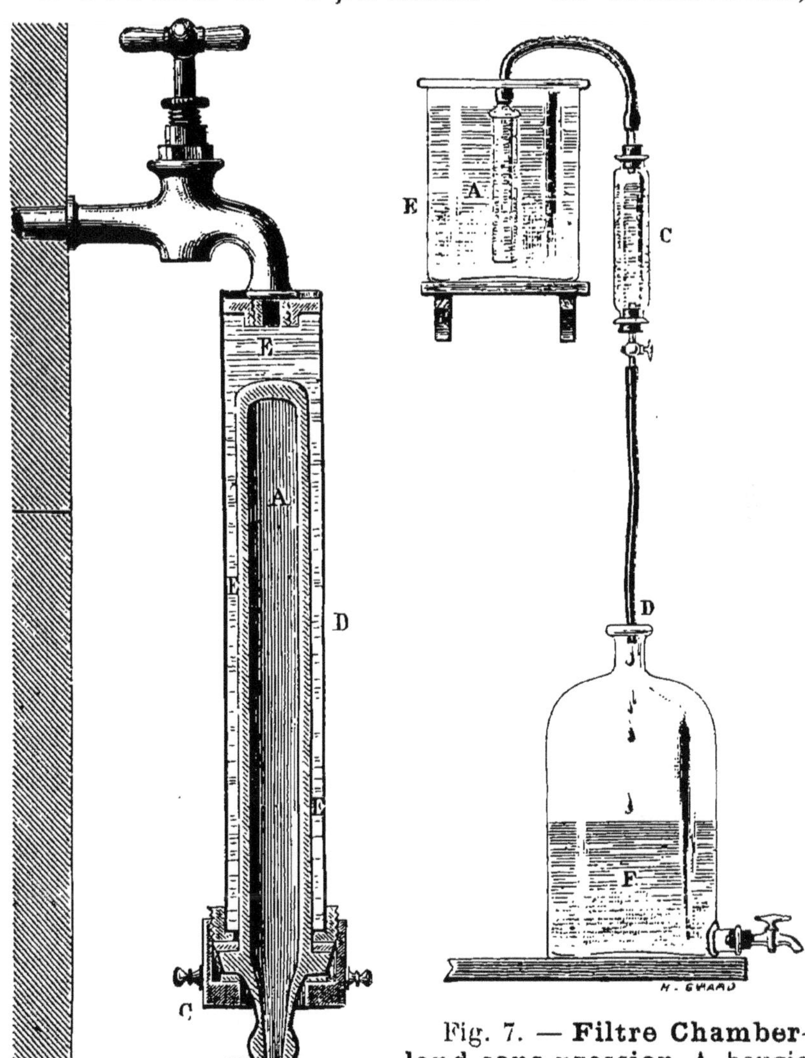

Fig. 6. — **Filtre Chamberland sous pression.** A, bougie en porcelaine à travers laquelle filtre l'eau recueillie pure en B; E, espace annulaire où s'accumule, avant la filtration, l'eau provenant d'une conduite avec robinet.

Fig. 7. — **Filtre Chamberland sans pression.** A, bougie de porcelaine plongeant dans un vase E, plein d'eau à filtrer; par un tube de caoutchouc, le liquide est amené dans une éprouvette C préalablement remplie d'eau qui s'écoule en D pour l'amorcement du siphon; l'eau filtrée s'accumule en F.

un des disciples de M. Pasteur, a imaginé un appareil (*fig.* 6) qui filtre sans doute avec une grande lenteur, mais qui arrête presque complètement tous les microbes. Il consiste en un tube de porcelaine dégourdie, c'est-à-dire poreuse, à travers les parois duquel l'eau doit filtrer (bougie Chamberland).

La bougie est mastiquée par la partie inférieure dans un tube généralement en métal, relié à la canalisation d'eau, son extrémité restant libre et ouverte. L'eau arrive à la surface extérieure E de la bougie et filtre, par la pression, à l'intérieur en A d'où elle s'écoule au dehors goutte à goutte (*fig.* 6).

Dans le cas où l'on ne peut disposer d'une telle pression, on plonge dans un récipient plein d'eau (*fig.* 7) une bougie A en relation avec un autre tube qui forme siphon. Celui-ci étant amorcé par succion, par exemple, l'eau filtrée s'écoule, et d'autant plus rapidement que la branche D du siphon sera plus longue. Pour agir plus vite, on peut fixer plusieurs bougies sur un même tube en rapport avec le siphon.

M. Garros a perfectionné récemment ce genre de filtres en remplaçant la porcelaine ordinaire par de la porcelaine faite avec de l'amiante. Les pores de ses filtres sont tellement fins qu'ils ne laissent passer aucun microbe, au moins celui du choléra qui est l'un des plus petits.

Les impuretés de l'eau, s'accumulant à la surface du filtre, en réduisent le débit ; aussi doit-on nettoyer souvent cet appareil (tous les quinze jours) : rigoureusement il devrait être porté tous les mois, pendant un quart d'heure, au moins à une température de 120° (four de boulangerie, four de poêle).

Rôle du sol comme appareil filtrant naturel. — Le sol constitue un filtre naturel bien supérieur à tous les filtres artificiels dont nous venons de parler. Il est employé pour purifier les eaux d'égout qui sont la cause principale de l'infection de nos rivières. On évite ainsi cette infection et on utilise, au plus grand profit de l'agriculture, la matière fertilisante contenue dans ces eaux. Le principe de cette filtration est le suivant : l'eau est répandue à la surface d'un sol bien aménagé, bien drainé, s'y infiltre peu à peu ; l'air qui circule dans ce sol y brûle rapidement la matière organique et tue la majeure partie des microbes. Le sol joue donc, à la fois, un rôle mécanique et un rôle chimique.

L'eau qui s'en écoule est dans un état de pureté comparable à celui des bonnes eaux potables.

D'après M. Miquel, il n'existe pas à Paris d'eau potable qui l'emporte en pureté microscopique sur l'eau du drain d'Asnières provenant des eaux d'égout filtrées à travers les jardins et les champs irrigués de la presqu'île de Gennevilliers.

	Bactéries par cent. cube.
Eau d'égout prise à Clichy	6,000,000
Eau de la Seine à Bercy.	1,400
Eau de la Seine à Asnières.	200,000
Eau du drain d'Asnières	12

L'épuration des eaux d'égout par filtration à travers les terres arables n'est donc pas une hypothèse.

Il importe de remarquer que cette répartition des eaux d'égout sur le sol ne constitue pas un danger pour la santé publique (voir p. 172).

De nombreuses villes commencent à suivre l'exemple pratiqué pour Paris dans la presqu'île de Gennevilliers, où malheureusement la ville n'épure qu'une portion trop faible de ses eaux d'égout, la majeure partie en étant directement déversée à la Seine.

Action de la chaleur. — De tous les moyens de purification, le plus efficace à coup sûr consiste à porter l'eau à l'ébullition et à une *ébullition prolongée.* Elle perdra sans doute une portion des gaz qu'elle tenait en dissolution ; mais une agitation la lui rendra bientôt.

En temps d'épidémie surtout, *même pour l'eau de source dont on ne peut être rigoureusement sûr,* si l'on n'a pas à sa disposition un filtre Chamberland ou Garros, il faut s'astreindre à ne boire que de l'eau bouillie; *et si l'eau est tant soit peu suspecte, ce n'est qu'après ébullition qu'on devra l'employer, même pour les ablutions journalières.*

Voici encore des nombres empruntés à M. Miquel et qui justifient bien cette importante recommandation.

		Bactéries par cent. cube.
Eau de l'Ourcq à	14°. . .	460,000
Après 10 minutes d'exposition à la temp. de	50°. . .	600
—	70°. . .	88
—	90°. . .	26
—	100°. . .	0,4
—	100°. . .	0,0

Il est nécessaire, pour que tous les germes soient rigoureusement détruits, que l'ébullition soit prolongée 20 minutes; le mieux serait de faire bouillir à deux reprises différentes pendant 10 minutes, avec un quart d'heure d'intervalle.

Aujourd'hui MM. Rouart, Geneste et Herscher construisent des appareils industriels, particulièrement utiles en cas d'épidémie, et pouvant livrer jusqu'à 500 litres d'eau stérilisée par heure. L'eau est portée pendant 10 à 15 minutes à 130° : la stérilisation dans ces conditions est absolue.

Conclusions. — En résumé, *de toutes les eaux potables, l'eau de source est la plus pure ; l'eau qui présente la sécurité la plus complète est l'eau bouillie pendant vingt minutes environ, ou portée à 130° pendant dix minutes.*

CHAPITRE II

L'AIR

L'air est l'élément le plus indispensable à notre existence : nous n'en pouvons être privés, même pendant quelques instants.

En hygiène, nous considérerons son action à deux points de vue :

1° En tant qu'*aliment* dont les qualités dépendent surtout de sa *composition chimique ;*

2° En tant que *milieu* qui agit sur nous par ses *propriétés physiques :* pression, température.

I. — DE L'AIR AU POINT DE VUE DE SA COMPOSITION CHIMIQUE

§ 1er. — COMPOSITION DE L'AIR, RESPIRATION

L'air est un mélange de gaz. L'air libre, puisé à des altitudes différentes, dans des régions très diverses, présente dans sa composition une remarquable constance, en ce qui concerne les éléments les plus importants.

On y trouve de l'*oxygène* (l'élément le plus essentiel) et de l'*azote*, dans la proportion de 20 vol. 8 du premier pour 79 vol. 2 du second ; de l'*acide carbonique* dont la proportion oscille dans les limites assez étroites de 2 vol. 6 à 3 vol. 5 pour 10,000 vol. d'air ; enfin de la *vapeur d'eau* dont la proportion est beaucoup plus variable et qui fait dire, selon la température, que l'air est sec ou humide. On sait que la composition constante de l'air tient à l'une des belles harmonies de la nature : les animaux par leur respiration, les diverses combustions absorbent de l'oxygène et déversent dans l'atmosphère de l'acide carbonique; les plantes, sous l'influence de leur matière verte et des rayons du soleil, décomposent cet acide carbonique en restituant l'oxygène à l'air ; la grande étendue des mers paraît être aussi un régulateur important de la proportion d'acide carbonique dans l'air, étant donnée la solubilité de ce gaz.

Respiration. — Rappelons brièvement ce qui se passe dans la respiration. On sait que notre corps peut être assimilé à un véritable laboratoire, dans lequel s'exécutent toutes sortes de réactions chimiques dont la plupart consistent en des oxydations, de vraies combustions s'exerçant dans la profondeur de nos organes. Les *combustibles* nous sont fournis par nos *aliments* et l'*oxygène* de l'air est l'agent *comburant*.

Le sang est le milieu par l'intermédiaire duquel s'effectuent ces réactions.

Par ses globules, il fixe l'oxygène qu'il puise dans les poumons et le répartit au moyen des vaisseaux capillaires dans les cellules de l'organisme où s'effectuent spécialement les combustions. Le sang emporte dans le plasma les produits de ces combustions, acide carbonique et eau, qu'il abandonne à travers la paroi des vésicules pulmonaires en reprenant de nouvel oxygène. Le résultat immédiat de cet échange est la transformation du sang *rouge foncé* en sang *rouge vermeil*.

Échanges respiratoires. — On a déterminé la quantité d'oxygène nécessaire à la respiration, et on a trouvé qu'en moyenne un homme consomme par heure de 20 à 25 litres d'oxygène; il exhale, dans le même temps, 15 à 20 litres d'acide carbonique et 30 grammes de vapeur d'eau.

Si l'on pouvait utiliser tout l'oxygène contenu dans un volume limité d'air et si l'acide carbonique exhalé ne venait pas souiller cette atmosphère, il serait facile de déterminer le volume d'air indispensable à un homme pendant un temps donné. Mais il faut tenir compte d'autres conditions.

Conditions limites dans lesquelles peut s'effectuer la respiration. — D'une part, il faut que la proportion d'oxygène dans l'air qu'on respire (supposé privé d'acide carbonique) ne descende jamais au-dessous de 15,5 p. 100 : l'expérience a montré qu'avec 16,7 d'oxygène, la respiration est un peu gênée (l'air est *faible*, disent les mineurs); avec 15,5 p. 100, on peut encore respirer mais plus difficilement; avec 9,8 p. 100, l'air est asphyxiant et, au bout de 1 à 2 minutes, on est pris de défaillance.

D'autre part, il faut, pour que l'acide carbonique puisse s'échapper du sang, que la proportion de ce gaz dans l'air soit inférieure à 10 p. 100; en effet, l'acide carbonique contenu dans le plasma sanguin ne pourrait se dégager à travers la paroi des vésicules pulmonaires, si la force élastique de ce gaz dans l'air était supérieure à sa tension dans le sang.

Air confiné. — Si donc une personne est renfermée dans un appartement clos de toutes parts et dans lequel l'air ne puisse se renouveler, elle absorbe constamment de l'oxygène et émet constamment de l'acide carbonique. Elle épuise donc le gaz oxygène nécessaire (première condition d'asphyxie) et augmente la quantité d'acide carbonique dans l'air (deuxième condition d'asphyxie). L'asphyxie se produira, par suite, bien avant que la proportion d'oxygène soit tombée à 15 p. 100 et que la proportion d'acide carbonique ait atteint 10 p. 100.

A ces causes d'asphyxie s'ajoute encore l'influence des matières exhalées par les poumons, la peau, les vêtements même, qui communiquent à l'air une odeur particulière et désagréable, propre aux endroits habités par des personnes nombreuses (ce qu'on appelait autrefois les miasmes). La nature de ces substances n'est pas suffisamment connue, mais leur pouvoir toxique est indiscutable.

Asphyxie rapide. — Les effets du séjour dans l'air confiné peuvent être très rapides, lorsqu'il y a accumulation fortuite d'un grand nombre de personnes dans un espace peu étendu. A un sentiment de malaise général succèdent bientôt une gêne de la respiration, des vertiges, des nausées, puis souvent perte de connaissance et enfin la mort.

A la bataille d'Austerlitz, 300 prisonniers autrichiens furent enfermés dans une cave; au bout de peu de temps 260 périrent asphyxiés; aux assises d'Oxford, il y eut, une fois, telle affluence de personnes que juges, spectateurs, accusés, tous furent frappés d'asphyxie mortelle.

Asphyxie lente. — Chez les personnes qui vivent habituellement dans une atmosphère confinée mais moins altérée que dans les cas précédents, des accidents moins brusques, mais tout aussi redoutables, se font sentir. La santé s'altère promptement, l'anémie survient, caractérisée par la pâleur de la face; l'organisme affaibli est prédisposé à toutes sortes d'affections dont l'une des plus redoutables est la *tuberculose*. Tel est l'effet du séjour dans des locaux trop étroits, chez les individus qui habitent des logements restreints, ou qui travaillent dans des ateliers exigus.

La statistique est curieuse à consulter à cet égard.

D'après Korosi, la moyenne de l'existence des personnes

habitant	2	dans la même pièce est de				47	ans,
—	2 à 5	—	—	—	—	39	— 1/2
—	5 à 10	—	—	—	—	37	—
—	plus de 10	—	—	—	—	32	—

Quantité d'air nécessaire à la respiration normale. — Des considérations précédentes il résulte que nous devons autant que possible vivre au grand air; mais les exigences de notre existence et de notre civilisation nous contraignent à séjourner plus ou moins longtemps à l'abri (*habitations*), ne fût-ce que pour nous reposer la nuit, ou nous préserver des atteintes du froid.

Précisons les conditions hygiéniques les plus favorables au séjour dans les habitations. Deux moyens se présentent à nous : 1° grandes dimensions des appartements ; 2° renouvellement de l'air par la ventilation.

Dimensions des locaux. — On apprécie généralement l'altération de l'air par la quantité d'acide carbonique qu'il renferme. Un homme exhale en moyenne par heure de 15 à 20 litres d'acide carbonique. Or l'air d'un appartement est considéré comme inoffensif lorsqu'il ne renferme pas plus de $\frac{7}{10\,000}$ de ce gaz toxique, et dangereux quand il en renferme $\frac{10}{10\,000}$. Il est facile, avec ces données, de calculer, *en supposant que l'air ne puisse se renouveler*, quelle devrait être la capacité d'une chambre à coucher occupée par un homme pendant huit heures, en admettant que l'air renferme déjà $\frac{3}{10\,000}$ d'acide carbonique.

L'homme exhale en huit heures 120 litres d'acide carbonique ; la chambre devra donc avoir une capacité de :

$$\frac{0^{mc}120 \times 10\,000}{4} = 300 \text{ mètres cubes :}$$

soit une pièce carrée de 10 mètres de côté et 3 mètres de hauteur.

Dans la pratique, on n'a jamais besoin de recourir à de telles dimensions. En tenant compte de la durée du séjour dans un appartement, de la puissance d'altération de l'air par l'acide carbonique et par d'autres causes, si l'on envisage en outre que l'air se renouvelle par les portes et les fenêtres ne closant jamais parfaitement, par les cheminées et enfin par les appareils de ventilation, on peut déterminer empiriquement l'espace nécessaire à chaque habitant dans des locaux divers :

Hôpitaux	65 à 80	mètres cubes.
Ateliers	60	—
Casernes	40 à 50	—
Lieux de réunion	30 à 60	—
Ecoles	15 à 30	—

Quant à la hauteur des locaux, il semble qu'elle doive être quelque peu proportionnée aux dimensions en surface. On conseille, pour les salles d'hôpital et d'atelier, une hauteur de 5 mètres environ ; pour les habitations collectives (casernes, écoles), une hauteur de 4 mètres est suffisante. Cette même hauteur serait désirable pour les habitations particulières.

§ 2. — VENTILATION.

Le renouvellement de l'air dans une pièce doit avoir lieu d'une manière insensible et non de façon à former des courants d'air dangereux. Il s'effectue naturellement ou artificiellement.

Ventilation naturelle. — Elle se produit par les parois de nos habitations, par les joints des portes et des fenêtres, par les cheminées et enfin par des orifices pratiqués dans les murs.

1° *Ventilation par les parois de nos habitations.* — Ce mode de ventilation est réel puisque les matériaux qui forment les parois ont une certaine porosité (voyez p. 154).

2° *Ventilation par les joints des portes et des fenêtres et par les cheminées.* — Les cheminées, sous l'influence d'un feu actif ou récemment éteint, renferment une colonne d'air chaud qui, plus légère qu'une colonne égale d'air froid extérieur, tend à s'élever et produit un appel d'air venant du dehors à travers les joints des portes et des fenêtres. C'est là un puissant moyen de renouveler l'air de nos habitations.

Même en l'absence de cheminée, la ventilation a lieu par les portes et les fenêtres mal closes. En hiver, lorsque s'établit une grande différence entre la température d'une pièce et celle de l'air extérieur, l'air chaud de l'appartement passe au dehors par les joints supérieurs, tandis que l'air froid du dehors pénètre en sens inverse par les ouvertures inférieures (Expérience des deux bougies (fig. 8).

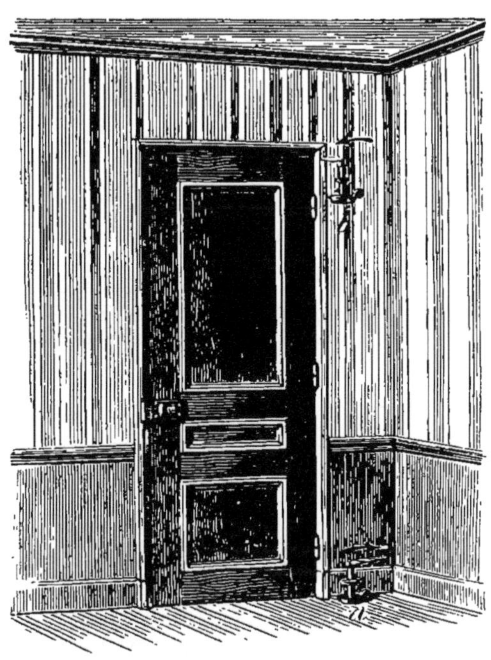

Fig. 8. — **Ventilation naturelle par une porte.** La flamme de la bougie *a* s'incline vers l'intérieur de la chambre; celle de la bougie *b* s'incline vers l'extérieur.

En résumé, il est préférable que les portes et les fenêtres ne closent pas hermétiquement; on devra cependant toujours éviter, au moyen de paravents, les vents coulis trop violents qui en sont parfois la conséquence.

3° *Ventilation par des orifices spéciaux.* — Un ou plusieurs tuyaux d'appel, suivant les dimensions du local, traversent le plafond (fig. 9) ou la partie supérieure des murs; des ouvertures grillagées, disposées au niveau du plancher, de distance en distance, servent à l'introduction de l'air frais. Ce moyen de ventilation est indispensable là où séjournent de nombreux individus : salles de classe, dortoirs, casernes, etc.

Ventilation artificielle. — Des appareils spéciaux produisent une ventilation bien plus énergique et plus régulière. Ils se rattachent à deux méthodes :

1° *Ventilation par appel d'air ;*

2° *Ventilation par refoulement.*

Dans le premier cas, l'air est aspiré en général par la chaleur. L'appareil se com-

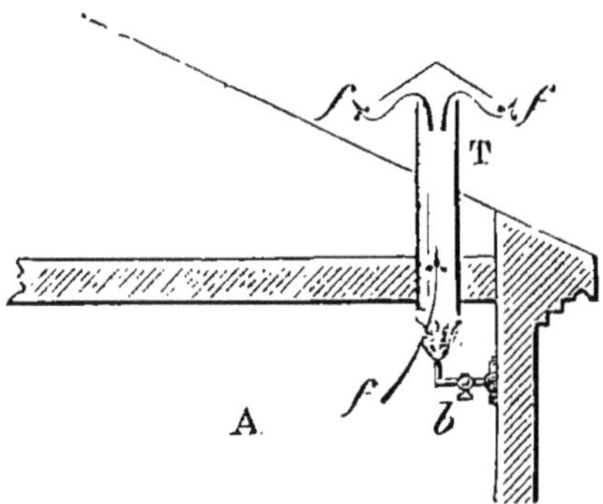

Fig. 9. — **Ventilation par un orifice pratiqué dans le plafond d'une salle.** — A, salle à ventiler. T, tuyau d'appel. L'air, chauffé par le bec de gaz *b*, s'élève dans le tube T, suivant la direction des flèches *f*, traverse le plafond et le toit, et provoque un appel d'air pur dans la salle par des orifices placés au niveau du plancher.

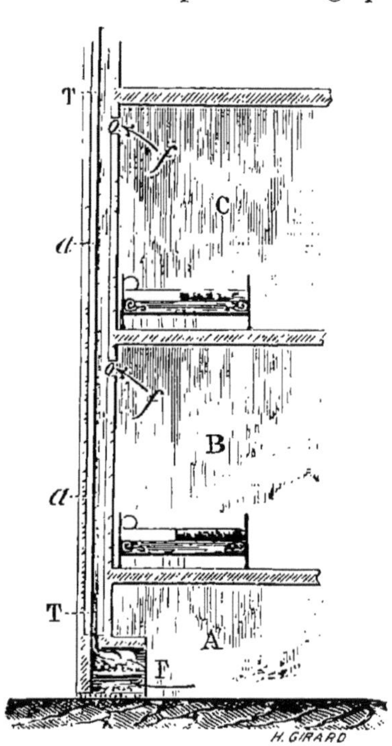

Fig. 10. — **Ventilation par appel d'air.** A, sous-sol avec cheminée et foyer F. — B, C, dortoirs avec orifices supérieurs de ventilation *o*, *o*. T, T, cheminée du foyer occupant l'axe d'un tube plus large *a*, *a*. L'air compris dans l'espace annulaire, s'échauffant au contact de la cheminée T, s'élève en produisant l'appel d'air des salles B et C par les orifices *o*, *o*.

pose, en principe, d'une cheminée (fig. 10) reliée avec les salles à ventiler par des conduits spéciaux, cheminée dans laquelle on entretient constamment un foyer allumé. Il y a donc appel d'air des salles vers la cheminée, et l'air frais du dehors, pour combler la dépression qui tend à s'établir, entre dans la salle par des ouvertures ménagées à cet effet.

Dans le deuxième cas, un appareil, mû ordinairement par la vapeur, puise au dehors l'air qu'il envoie dans les locaux à ventiler; l'air impur sort par des ouvertures spéciales.

§ 3. — CHAUFFAGE

L'étude de la ventilation est reliée si étroitement à celle du chauffage que nous pensons devoir traiter ici cette dernière, bien qu'elle eût pu trouver sa place au chapitre de l'habitation. Généralement, d'ailleurs, le même appareil est combiné à la fois pour le chauffage et la ventilation.

Règles générales du chauffage. *Température.* — La température des locaux où l'on séjourne (cabinet de travail, salle d'école) doit être d'environ 16° ; dans les chambres à coucher, 10° à 12° sont suffisants. On n'éprouve cependant de réelle sensation de bien-être dans une chambre que si *les parois ont la même température que l'air de la chambre.* Tout être échange, en effet, avec l'air et les objets environnants, de la chaleur par *conductibilité* et par *rayonnement*. Cette observation s'applique à toute personne stationnant dans un appartement; comme l'air est mauvais conducteur de la chaleur, il participe à peine à ces échanges de chaleur; les parois, au contraire, par leur rayonnement, ont un effet prépondérant. Vient-on, pendant l'hiver, à chauffer brusquement l'air d'une pièce dont les parois sont froides, alors que cet air a une température d'une vingtaine de degrés (thermomètre fronde), on y éprouve malgré tout une sensation de froid et une gêne de la respiration, gêne due en particulier à la température élevée de l'air sec. *Le chauf-*

fage doit donc tendre à échauffer non seulement l'air, mais aussi les parois de la chambre.

Humidité de l'air. — L'air respirable doit renfermer de la vapeur d'eau, nécessaire au fonctionnement normal de l'appareil respiratoire.

Pendant l'hiver, l'air ne renferme qu'une quantité très faible de vapeur d'eau : l'air du dehors n'est pas sec pour cela, parce qu'il peut n'être pas très éloigné de son point de saturation ; mais, si sa température est élevée d'une vingtaine de degrés par le chauffage, cet air peut se trouver dans des conditions de sécheresse extrême [1]

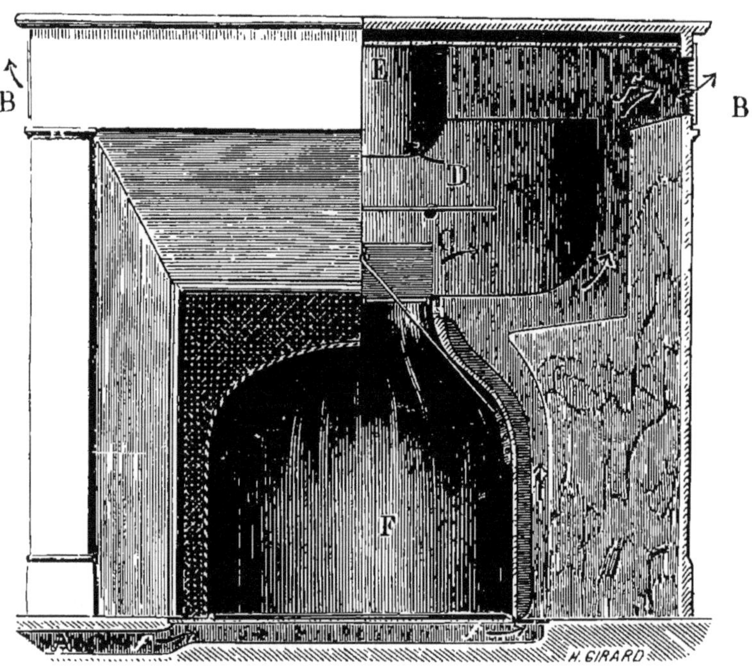

Fig. 11. — **Cheminée Joly** vue de face et en coupe à droite. Circulation d'air chaud. — A, entrée de l'air frais et pur venant du dehors ; le trajet de cet air est indiqué par les flèches *f*. — B, orifice grillagé pour le dégagement, dans l'appartement, de l'air pur chauffé au contact de la plaque ailée du foyer F et des conduits C, D, E, par où sortent les gaz du foyer. — *p*, plaque horizontale obligeant les gaz du foyer à faire un plus long parcours et augmentant la surface de chauffe.

1. On dit que l'air est *saturé* de vapeur d'eau à une température donnée, 4° par exemple, lorsqu'il renferme la quantité maximum de vapeur d'eau qu'il peut contenir à cette température :

qu'il faut éviter en ne le surchauffant pas, et en lui fournissant la vapeur d'eau qui fait défaut.

Appareils de chauffage. 1° *Cheminée*. — Le foyer étant largement ouvert, la cheminée rayonne beaucoup de chaleur, reçue en grande partie par les parois; elle contribue aussi à la ventilation. A ces deux points de vue, *la cheminée est très hygiénique*, mais peu économique, car on n'utilise qu'une faible partie de la chaleur produite (6 p. 100 environ avec le bois, 12 p. 100 avec le charbon de terre et le coke); de plus, elle chauffe inégalement les différentes parties de la pièce. L'emploi de la cheminée ordinaire n'est pas sans inconvénients, car elle produit parfois un tirage énergique déterminant de vifs courants d'air.

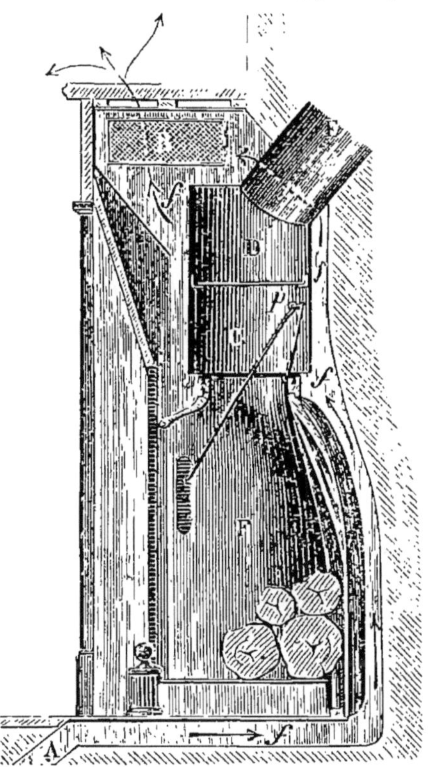

Fig. 12. — **Cheminée Joly** vue en coupe. — Mêmes notations que pour la figure 11.

On y peut remédier d'une manière assez heureuse par un dispositif qu'il serait désirable de voir appliquer à toutes les cheminées (fig. 11 et 12). L'air, puisé au

---

soit 3gr,6 à 4° dans 1mc d'air; à 31°, il faudrait dix fois plus de vapeur d'eau dans le même volume pour qu'il fût saturé. Si donc on porte de 4° à 31° 1mc d'air saturé à 4°, il ne renfermera à la température de 31° que la dixième partie de la vapeur d'eau qu'il pourrait contenir; il sera extrêmement sec.

(État hygrométrique $= \frac{1}{10}$.)

dehors par un conduit, vient passer dans une boîte spéciale formant plaque de foyer, s'y échauffe et se déverse ensuite dans la chambre par deux *bouches de chaleur*. Ainsi on utilise une plus grande quantité de chaleur et l'on évite les courants d'air, notablement réduits d'ailleurs par l'emploi de bourrelets appliqués aux fissures des portes et des fenêtres; aucune crainte que la cheminée fume, puisque la ventilation est assurée.

2° *Poêles*. — Le poêle est au milieu de la pièce; le foyer en est caché; dans certains cas, il est apparent. A cause de la grande surface de contact de l'appareil et de ses tuyaux avec l'air de l'appartement, celui-ci s'échauffe, s'élève et est toujours remplacé par de l'air plus froid : la quantité de chaleur utilisée est considérable.

Le chauffage par poêle est économique, mais il ne réalise pas toutes les conditions hygiéniques. Les parois de la pièce sont peu chauffées, l'air l'est beaucoup plus qu'il ne faudrait, devient très sec et trouble la respiration. (On remédie en partie à cet inconvénient en plaçant, sur le poêle même, un vase à large surface contenant de l'eau qui, en s'évaporant, fournit à l'atmosphère la vapeur d'eau qui lui manque.) Enfin le tirage du poêle, réduit au strict nécessaire, ne contribue guère à la ventilation.

Il existe plusieurs espèces de poêles; nous nous contenterons d'en étudier trois types : poêles de faïence, poêles de fonte, poêles mobiles dits économiques.

Poêles de faïence. — Ce sont, au point de vue de l'hygiène, ceux qui présentent le moins d'inconvénients; ils constituent même un excellent mode de chauffage, si on provoque par ailleurs la ventilation et si l'on entretient l'humidité de l'air par évaporation d'eau. Ils ont l'avantage d'emmagasiner une grande quantité de chaleur qu'ils ne perdent que peu à peu après leur extinction, en maintenant une température plus régulière.

Nous n'en pourrions dire autant des poêles de fonte.

Poêles de fonte. — La plupart sont chauffés au coke ou

à la houille; on en règle le tirage à volonté; ils s'échauffent plus rapidement que les poêles de faïence, mais se refroidissent plus vite. En outre, ils closent souvent mal et peuvent laisser échapper dans la pièce une partie des produits de la combustion.

Il est indispensable d'éviter que la paroi de ces poêles soit portée au rouge. L'expérience a montré que la fonte rougie devient extrêmement poreuse et se laisse traverser par les gaz, *notamment par l'oxyde de carbone, gaz éminemment toxique*, qui se produit dans ces conditions.

Un autre inconvénient est celui du grillage des poussières en suspension dans l'atmosphère, amenées au contact de la paroi; il en résulte une odeur désagréable que nous avons tous sentie dans une pièce close chauffée par un poêle porté au rouge.

Poêles économiques; poêles mobiles. — Dans ces poêles, on rend le chauffage continu en disposant dans l'appareil, et d'un coup, la quantité de combustible nécessaire pour la marche de toute une journée; on règle la combustion à l'aide d'une clef, de façon à réduire l'appel d'air au minimum. Mais, *excès de charbon et insuffisance d'air*, ce sont là les conditions idéales de la production de ce gaz toxique si redoutable, l'**oxyde de carbone**, que nous avons signalé plus haut. *Ces poêles ne dégagent presque exclusivement que de l'oxyde de carbone.*

Si le gaz est complètement expulsé au dehors, aucun inconvénient; en revanche, il y a de trop nombreuses chances pour qu'il n'en soit pas ainsi, surtout *si le poêle est transporté d'une pièce dans une autre.*

Pour entraîner au dehors la totalité des produits de la combustion, *il faut : 1° que la cheminée ait un tirage excellent; 2° que son ouverture dans la pièce soit hermétiquement close au moyen d'une plaque de tôle traversée par le tuyau du poêle; 3° que le conduit de la cheminée ait une section assez étroite pour s'échauffer suffisamment et produire un courant ascendant énergique.*

Mais, dans ces conditions même, si l'on ferme une porte de la pièce un peu violemment, un appel d'air se fera dans la cheminée et l'oxyde de carbone sera en partie déversé dans la chambre.

Il va sans dire que *le tuyau de la cheminée ne doit présenter aucune fissure tout le long de son trajet*, accident qui se produit plus fréquemment qu'on ne serait tenté de le croire. Par un feu de bois dans une cheminée fissurée, il se dégage toujours de la fumée qui, passant par ces fissures, pénètre dans l'appartement et prévient ainsi de leur existence. *Il n'en est pas de même avec les poêles mobiles, car l'oxyde de carbone qui s'en dégage est invisible et inodore; il peut ainsi envahir les appartements des étages supérieurs et provoquer l'empoisonnement de ceux qui les habitent.* Ces poêles sont donc non seulement dangereux pour les personnes qui s'en servent, mais encore pour leurs voisins. Il y a de trop fréquents empoisonnements de cette nature.

Qu'arrive-t-il si l'on transporte un de ces poêles d'une pièce dans une pièce contiguë? La cheminée dans laquelle on l'introduit est froide; celle de la pièce d'où il provient est chaude et produit un tirage de bas en haut; la cheminée froide est donc parcourue par un courant descendant; le tirage peut ne pas s'établir dans la nouvelle cheminée et tous les gaz toxiques s'accumulent dans la pièce à chauffer.

Il est donc nécessaire d'apporter la plus minutieuse attention dans la conduite de semblables appareils qui sont suspects au plus haut degré.

Est-ce à dire qu'il faille rejeter les poêles à combustion lente? Non, si on les utilise dans un local un peu vaste, bien aéré, et si la cheminée est excellente. Mais *ils doivent être proscrits des appartements étroits et particulièrement des chambres à coucher :* c'est là qu'ils ont fait le plus de victimes.

En résumé, les poêles à combustion lente sont très économiques, mais ils sont tellement dangereux et le moindre accident peut avoir de si fâcheuses conséquences, qu'il vaudrait peut-être mieux s'en passer.

Chauffage en grand. — Lorsqu'il s'agit de chauffer de vastes salles, ateliers, amphithéâtres, etc., ou des maisons tout entières, on fait usage d'appareils divers : Calorifères à air chaud, à eau chaude, à vapeur d'eau.

Dans tous ces appareils, un foyer disposé au sous-sol chauffe l'air, l'eau, ou produit la vapeur. L'air, l'eau ou la vapeur sont ensuite distribués par une canalisation spéciale dans toutes les parties de l'édifice.

Le calorifère à air chaud a tous les inconvénients des poêles : l'air seul est fortement chauffé et par suite amené à un haut degré de sécheresse; de plus, l'air chargé de poussières organiques, en passant sur les plaques à haute température, y contracte une odeur insupportable.

Le chauffage par circulation d'eau chaude est préférable, l'air y est bien moins surchauffé et par suite moins sec. Le procédé est coûteux et son emploi n'est pas sans danger, à cause des ruptures toujours à craindre dans la canalisation.

Le chauffage à la vapeur d'eau semble réunir aujourd'hui presque tous les suffrages. C'est certainement, de tous, celui qui a le moins d'inconvénients. La vapeur d'eau produite vers 120° est distribuée dans des tuyaux ailés présentant une grande surface de chauffe et disposés à la partie inférieure des murs de la salle à échauffer. On réalise une surface rayonnante assez considérable; l'air froid, appelé du dehors par des bouches situées au-dessous des tuyaux, s'échauffe à leur contact et cède une partie de sa chaleur aux murs le long desquels il s'élève, avant de se répandre dans la salle. Ainsi l'échauffement des parois et la ventilation sont produits simultanément; l'air n'est jamais porté à une température supérieure à 100°; les poussières qu'il entraîne ne sont pas grillées.

§ 4. — ÉCLAIRAGE

Un mot seulement à propos de l'éclairage. Généralement il est produit par la combustion des corps gras (suif, bougies, huiles végétales), des divers pétroles, du gaz de l'éclairage. Ces combustibles, en brûlant, déversent dans l'atmosphère l'acide carbonique qu'ils produisent et contribuent à vicier l'air. A cela s'ajoute parfois un échauffement fort gênant.

Les modes d'éclairage au gaz et au pétrole ne sont pas sans danger, à cause des explosions et des incendies auxquels ils donnent lieu.

Le pétrole bien raffiné, chauffé à 32°, ne doit pas s'enflammer à l'approche d'une allumette. Mais combien trouve-t-on, dans le commerce, de pétroles mal raffinés qui ne présentent pas ce caractère ?

Les diverses essences minérales sont beaucoup plus dangereuses ; elles émettent même si facilement des vapeurs qu'elles peuvent prendre feu à quelque distance d'une flamme. Avec l'air, elles forment un mélange détonant.

Il ne faut donc jamais remplir le soir une lampe à pétrole et surtout une lampe à essence. Les bidons renfermant ces liquides *seront hermétiquement clos ;* les bidons métalliques seront préférés aux récipients en verre qui peuvent se briser et répandre leur contenu.

Le gaz n'est pas non plus sans inconvénient ; c'est un mélange fort complexe, contenant des gaz toxiques (oxyde de carbone), toujours redoutables lorsqu'une fuite de gaz se produit pendant la nuit dans une chambre à coucher.

Des explosions sont également à craindre. Il faut donc éviter les fuites et aérer largement lorsqu'il s'en produit une ; il est prudent de fermer le compteur pendant la nuit.

Une heureuse innovation, trop lente à se répandre, à notre avis, est celle de l'*éclairage électrique*.

Au point de vue hygiénique, l'éclairage électrique par incandescence (lampes à incandescence) est bien préférable à l'éclairage par arc qui produit en un point trop de lumière et fatigue la vue, même si cette lumière est diffusée par un globe de verre. L'éclairage par les lampes à incandescence a tous les avantages des meilleurs modes d'éclairage aux huiles organiques ou minérales; de plus, il ne *vicie pas l'air* et ne *l'échauffe pas sensiblement*.

§ 5. — ALTÉRATION DE L'AIR PAR LES POUSSIÈRES

L'air est le plus souvent chargé de poussières; il suffit pour s'en convaincre d'observer un rayon de soleil pénétrant dans une chambre : les poussières sur son trajet se trouvent éclairées et deviennent visibles.

Elles sont de différentes natures :

Les unes, *minérales*, les plus abondantes, sont formées de charbon, de fragments de sable très ténus, de sels plus ou moins cristallisés, etc. ; les autres, *organiques*, sont des fragments de tissus, des grains d'amidon, des matières organiques amorphes, etc. ; d'autres enfin sont des *poussières vivantes* : pollen de fleurs, spores ou germes de microbes.

Les poussières minérales sont parfois très abondantes; l'air des villes, surtout des villes manufacturières, est chargé de charbon qui produit une couche noire sur le sol, ainsi qu'à l'entrée des voies respiratoires. Dans certains milieux se produisent des poussières très toxiques : tels sont les ateliers de fabrication du minium, de la céruse, etc.

Des précautions spéciales sont prescrites aux ouvriers travaillant dans les usines où règnent ces poussières : ce serait tout profit pour eux s'ils voulaient s'astreindre à les observer.

Dans les appartements, il faut aussi prendre garde aux papiers colorés en vert par l'arsenic.

Les germes vivants sont surtout importants à considérer. Leur abondance dépend d'un grand nombre de circonstances : de l'endroit où l'air est recueilli, de la saison, etc.

M. Miquel a relevé les nombres suivants à des époques assez voisines pour qu'ils soient comparables.

	Bactéries dans 10 mètres cubes d'air.
Altitude 2,000 mètres à 4,000 mètres...	0
Sur le lac de Thun (560 mètres)	8
Au voisinage de l'hôtel de Bellevue à Thun,..	25
Dans une chambre du même hôtel...........	600
Parc de Montsouris.....	7,600
Rue de Rivoli à Paris....................... .	55,000

Il y a donc plus de microbes dans l'air au centre des villes qu'à la campagne; l'air contient, dans la rue de Rivoli, 8 à 10 fois plus de microbes qu'au voisinage des fortifications.

L'air de la campagne est beaucoup plus pur que celui des villes; dans la montagne et en mer, il est encore plus pur que dans les plaines.

A Montsouris, le vent le plus malsain vient des collines de la Villette et de Belleville, quartiers agglomérés et populeux où se trouvent en outre des cimetières, des abattoirs, etc. Les vents d'est d'ailleurs, toujours secs, sont ceux qui facilitent le plus la dissémination des microbes et par suite le développement des maladies infectieuses (bronchites, pneumonies, grippe, etc.), qu'on attribue vulgairement aux *coups d'air*.

Le nombre des bactéries dans l'air, faible en temps de pluie, s'élève quand l'humidité disparaît de la surface du sol; elles sont alors facilement soulevées par le moindre mouvement de l'air. C'est surtout dans les lieux habités, dans les salles d'hôpitaux, que l'air en est chargé.

Ces bactéries ne sont pas toutes dangereuses, mais certaines constituent les microbes de la fièvre typhoïde, de la diphtérie, de la tuberculose, etc., qui, ingérés avec l'air qu'on respire, pénètrent dans l'organisme où ils peuvent se développer.

Comme conséquence pratique, il faut donc *éviter de disperser les poussières déjà déposées sur le sol et les objets de nos appartements.*

1° Dans les rues, le balayage à sec doit être proscrit; le *nettoyage à grande eau* est le moyen le plus efficace et le moins dangereux pour la santé publique.

2° Dans les appartements, *les ménagères doivent abandonner l'usage des plumeaux*; il faut essuyer les meubles et le parquet avec un linge; le plumeau ne fait que déplacer la poussière et dissémine dans l'air les microbes dangereux, s'il s'en trouve.

§ 6. — ALTÉRATION DE L'AIR PAR LES GAZ

Nous nous sommes occupés déjà de cette question à propos de l'air confiné; mais l'air peut être altéré dans d'autres conditions, par l'acide carbonique, l'oxyde de carbone, l'acide sulfhydrique, etc.

L'acide carbonique est produit par des émanations du sol, par des fermentations, etc. Il n'entretient ni les combustions ni la respiration (asphyxie); aussi est-il prudent de *pénétrer avec une bougie allumée dans un milieu où l'on suppose qu'il y a accumulation d'acide carbonique* (puits profonds, celliers de fermentation des vins); si la bougie s'éteint, on court le danger d'être asphyxié.

L'*oxyde de carbone* se produit toutes les fois que du charbon brûle en présence d'une trop faible quantité d'oxygène. C'est un poison *extrêmement toxique, même à faible dose*, d'autant plus traître que, n'ayant aucune odeur, il n'avertit pas de sa présence. Il agit en produisant un violent mal de tête et un malaise dont la cause est souvent ignorée. Les personnes intoxiquées en plein état de veille ne songent pas d'abord à se rendre au grand air et bientôt n'en ont plus la force.

Le séjour dans une atmosphère qui en renferme une quantité à peine appréciable n'est pas moins dangereux. L'oxyde de carbone se fixe peu à peu sur les globules du sang qu'il immobilise, en ce sens qu'il les empêche de fixer à nouveau de l'oxygène. Une personne qui a séjourné un certain temps dans une telle atmosphère se trouve dans le même état que si elle avait *subi une saignée*.

Les effets de l'oxyde de carbone se font sentir souvent l'hiver dans les voitures de place et même dans certaines voitures de maître, munies de chaufferettes intérieures où brûle du charbon.

Si le séjour dans ces voitures est très court, on en est quitte pour des maux de tête ou des malaises nerveux qu'on attribue à d'autres causes; s'il est prolongé et plus souvent répété, il produit un commencement d'asphyxie, des indigestions après les repas, des somnolences accompagnées de migraines tenaces, des empoisonnements lents attaquant le sang et les centres nerveux qu'ils réduisent à l'impuissance.

Si le séjour est encore plus prolongé, la mort en est la conséquence. Le Dr A. Gautier cite le cas d'un cocher qui, le 19 janvier 1889, stationnant devant la gare Montparnasse, commit l'imprudence de s'enfermer dans sa voiture avec sa chaufferette allumée. Lorsque le lendemain matin, le gardien de service, surpris de l'immobilité du fiacre, vint ouvrir la portière, il trouva sans connaissance le malheureux cocher, qui mourut le jour même à l'hôpital Necker.

L'*acide sulfhydrique* existe dans les eaux sulfureuses prescrites dans certains cas. L'acide sulfhydrique constitue un poison violent à la dose de $\frac{1}{500}$ dans l'air. Il se dégage dans les fermentations putrides, dans les fosses d'aisances, où il constitue le *plomb des vidangeurs*. Quelquefois il se répand dans les appartements, mais ici son odeur avertit toujours.

Nous savons que les plantes, par l'assimilation *à la lumière*, décomposent l'acide carbonique absorbé par elles et dégagent de l'oxygène; d'autre part, elles respirent, c'est-à-dire absorbent de l'oxygène et dégagent de l'acide carbonique; dans les appartements, ces deux phénomènes se contrebalancent sensiblement; donc la présence des plantes vertes *en petite quantité* n'a pas d'inconvénient dans les appartements. Il n'en est pas de même pour les plantes fleuries ou les fleurs surtout très odorantes qui provoquent des maux de tête et parfois l'asphyxie; *il est dangereux de laisser des fleurs odorantes dans une chambre à coucher*.

On court le même danger en couchant dans un appartement trop récemment peint : l'huile qui sèche absorbe beaucoup d'oxygène et appauvrit l'atmosphère; de plus l'essence de térébenthine se volatilise et produit l'intoxication.

Voisinage des marais. — Le voisinage des marais est une cause importante d'insalubrité; l'observation a montré depuis longtemps que les personnes qui y séjournent sont sujettes à des maladies endémiques dans ces régions, les *fièvres paludéennes* ou *fièvres des marais*, *malaria* des Marais Pontins en Italie. Dans les régions septentrionales (Hollande, Angleterre) qui présentent beaucoup d'étendues couvertes d'eau stagnante, leurs effets sont peu importants; ils deviennent très sensibles dans les régions plus méridionales, où la température est plus élevée : dans la Bresse, la Sologne, la Charente, en France; en Italie, dans le Piémont et la Lombardie, où le mal est entretenu par des rizières, dans les Marais Pontins, la Campagne romaine. En Algérie, au moment de la conquête, on trouvait aussi de telles localités d'où le mal a complètement disparu aujourd'hui, grâce à des travaux d'assainissement.

On ne savait autrefois à quelle cause attribuer ces accidents. On disait que les marais exhalent des *miasmes*, explication dont le vague dénote l'insuffisance; aujourd'hui on sait que la maladie est due à un ou plusieurs microbes, mais on n'a pas pu établir encore d'une manière évidente comment ils pénètrent dans l'organisme. C'est surtout lorsque les marais commencent à se dessécher que les fièvres apparaissent. Les brouillards semblent être le véhicule des microbes, car en effet la fièvre se contracte de préférence le soir et le matin, au moment où ils flottent dans l'air. Les brouillards étant au voisinage du sol, c'est là que la contagion a lieu le plus facilement.

Dans une ferme des environs de Lancaster, le fermier et sa femme, qui couchaient au premier étage, furent atteints de la fièvre; les sept enfants qui couchaient au deuxième étage furent épargnés; on a remarqué que le brouillard atteignait jusqu'aux deux tiers du premier étage sans atteindre le second et pénétrait ainsi dans la chambre des parents seulement; de plus, le brouillard se dissipait au lever des enfants.

En résumé, c'est *le matin et le soir, au voisinage du sol des marais, que les fièvres paludéennes sont contractées le plus facilement.*

On se garantira donc des atteintes paludéennes en habitant les régions élevées, en évitant les plaines basses et humides, en ne s'aventurant pas la nuit dans les marais. Il faut consommer de l'eau provenant de régions saines, s'abstenir de l'eau du marais ou ne la boire que bouillie. Enfin, comme l'organisme débilité lutte plus difficilement contre l'invasion du mal, on évitera les trop grandes fatigues corporelles, on s'alimentera suffisamment et on fera usage de boissons toniques, comme le café et le thé. Le moyen le plus énergique serait la mise en culture du marais (drainage du sol pour l'assécher et défrichement). A vrai dire, ces opérations ne sont pas sans danger, car le sol remué ramène à la surface de nombreux germes tout prêts à se disséminer; mais, une fois la culture en bonne voie de développement, l'assainissement est assuré, les fièvres disparaissent. Les choses se sont passées ainsi en Algérie et dans un certain nombre de régions de la France (Dombes, Sologne), où des villages ont recouvré la salubrité dont ils étaient loin de jouir.

II. — DE L'AIR AU POINT DE VUE DE SES PROPRIÉTÉS PHYSIQUES

L'air peut agir par sa pression, par les mouvements qui s'y manifestent, par sa température.

§ 7. — PRESSION ATMOSPHÉRIQUE

La pression atmosphérique est mesurée à l'aide du baromètre; à des altitudes voisines du niveau de la mer, la pression est, en moyenne, équilibrée par une colonne de mercure de 76^{cm}. En un même lieu, cette pression subit des variations peu étendues (3 ou 4^{cm} au-dessus ou au-dessous de 76^{cm}); il n'en est plus de même si on s'élève beaucoup : alors la pression décroît très sensiblement.

Altitudes.	Pression.	Oxygène ramené à la pression de 76^{cm}.
—	—	—
0.	76^{cm}.	20,9 pour 100.
2,500.	56 —	15,4 —
4,000.	45 —	12,4 —
6,000.	34 —	9,3 —
8,000.	25 —	6,9 —

La quantité d'oxygène puisée dans l'air à chaque inspiration décroît donc à mesure qu'on s'élève : à 8,000 mètres, par exemple, elle est trois fois plus faible que dans les conditions normales. P. Bert a expliqué par là (insuffisance d'oxygène) le *mal des montagnes* éprouvé par les voyageurs s'élevant soit en ballon, soit sur les montagnes, à des altitudes dépassant 4,000 mètres.

On peut prendre, dans ces ascensions, certaines précautions dont la principale est l'*inspiration d'oxygène pur* destiné à remplacer celui qui fait défaut.

Il est cependant des personnes qui habitent dans les montagnes à des altitudes très élevées (3,000 et 4,000 mètres).

Quito	3,000m.	Pression..	554mm.
Métairie d'Antisana près Quito.	4,100	—	470
Potosi	4,052		

Mais les habitants des régions élevées s'adaptent à ces conditions spéciales d'existence : leur poitrine s'élargit, la respiration devient plus profonde, la circulation plus active, de nouveaux globules sanguins se forment. La rareté de l'oxygène se trouve compensée par une augmentation considérable de la surface d'oxydation. Ces caractères sont transmis des parents aux enfants. On comprend donc que les Européens aient de la peine à s'acclimater sur ces plateaux élevés; ils ne peuvent immédiatement modifier leur organisme et l'adapter à ces nouvelles conditions.

S'il s'agit de stations moins élevées (1,000 à 1,500m seulement), l'adaptation pourra se faire plus facilement et tout au profit de l'organisme: ainsi s'explique l'influence bienfaisante de la vie dans certaines stations climatériques de la Suisse, des Alpes du Dauphiné et de la Savoie, pour les individus lympathiques, anémiques ou phtisiques ; de sorte que la fréquentation des régions montagneuses du Dauphiné, des Pyrénées, des Vosges, devrait être préférée par ces malades au séjour dans les villes d'eaux qui ne sont souvent qu'occasions de plaisirs au détriment de la santé.

Dans certaines circonstances, la pression dépasse beaucoup 76cm : c'est ce qui arrive pour les individus travaillant dans les cloches à plongeurs. Mais ce mode d'existence est exceptionnel et peut être supporté seulement pendant quelques heures chaque jour; la compression et *particulièrement la détente de l'air* doivent se faire très lentement.

§ 8. — TEMPÉRATURE

La température est inégalement répartie à la surface de la terre; en un même endroit, elle est sujette à de nombreuses variations qui contribuent, avec l'influence de la pression, des vents, du sol, de l'humidité, etc., à caractériser ce qu'on appelle le *climat*.

Modifications physiologiques produites par la chaleur. — Lorsque la chaleur agit d'une façon prolongée et avec une grande intensité, comme dans les régions tropicales, on observe un ralentissement général des fonctions (respiration, circulation, digestion); l'activité du foie est, par contre, exagérée; abondante aussi est la transpiration qui régularise la température du corps.

La sécrétion urinaire est diminuée, le système nerveux déprimé. Nous éprouvons des phénomènes analogues dans nos climats, pendant les grandes chaleurs de l'été.

Moyens de lutter contre la chaleur. — Pour éviter ces différents accidents, il faut, dans la zone torride ou dans nos contrées pendant les grandes chaleurs, éviter tout travail exagéré, manger peu (les peuples méridionaux sont sobres en général), s'abstenir d'aliments gras, les remplacer par les féculents et le sucre.

En même temps que la faim diminue, la soif augmente, mais il faut la satisfaire d'une façon modérée.

Une précaution importante à prendre, c'est *de ne pas ingérer une boisson glacée, et de ne pas s'exposer dans un courant d'air lorsqu'on est en sueur*, après un exercice violent.

Autres accidents dus à la chaleur. — D'autres accidents peuvent aussi se produire sous l'influence d'une haute température : c'est d'abord le *coup de soleil* dû à l'action directe des rayons du soleil sur une partie du corps découverte. Son effet se traduit par une rougeur intense et une vive cuisson au point frappé. La guérison du coup de soleil est fréquente, sauf pour la tête, où il est plus grave. On évite les coups de soleil à la tête et au cou, par l'usage de larges chapeaux, de casques dans les colonies, etc.

Quelquefois, par suite d'exposition prolongée au soleil, même par une température de 30° seulement, surtout en cas de fatigue (marche des troupes), il peut se produire un accident beaucoup plus grave, souvent mortel : le *coup de chaleur*, qui tient à une congestion des membranes du cerveau, des poumons et même des muscles. Dans l'armée, on l'évite par un entraînement préalable, par la sobriété surtout à l'égard des boissons alcooliques, par l'usage de vêtements légers et amples et par la suppression des marches pendant les grandes chaleurs de la journée (de 10 heures à 4 heures).

Modifications physiologiques produites par le froid. — On éprouve assez vivement l'impression du *froid* dès que la température descend au-dessous de 5° centigrades, et encore l'impression dépend-elle de la température moyenne de la saison : elle est moins désagréablement supportée en hiver qu'en été.

Le premier effet du froid est un besoin de mouvement nécessaire pour activer les fonctions et dégager de la chaleur, un appétit plus grand et particulièrement le désir d'absorber des aliments gras. On sait que les Esquimaux se nourrissent surtout d'huile de phoque.

Mais, sous l'influence d'un froid assez vif, l'activité de la peau est diminuée, la circulation périphérique atténuée, le sang reflue vers les organes internes; les extrémités pâlissent. Les parties atteintes les premières par le froid sont les pieds, les mains, le nez, les oreilles, qui perdent le plus de chaleur par rayonnement, puisque leur surface est très grande sous un petit volume; elles se couvrent d'engelures qui paraissent affecter plus particulièrement les individus lymphatiques. L'excrétion de l'eau par la peau et les poumons diminue, la sécrétion de l'urine augmente; oppression, douleurs de tête sont aussi les effets d'une température peu clémente. Si l'action du froid cesse, une *réaction* se manifeste : les vaisseaux capillaires se dilatent, le sang revient énergiquement à la peau, y rétablit la chaleur avec picotement et démangeaison (onglée).

Si le froid persiste et augmente, les extrémités se raidissent, se congèlent ; un engourdissement général envahit l'individu atteint, qui ne peut résister à un sommeil invincible, précurseur de la mort (retraite de Russie). Beaucoup de nos malheureux soldats ont été ainsi victimes de l'hiver rigoureux, pendant la funeste guerre de 1870-71.

Moyens d'éviter les accidents produits par le froid. — On réagit contre le froid peu intense par une activité musculaire plus grande, par une nourriture plus abondante, riche en aliments gras. On se protège surtout par l'usage de vêtements chauds.

Lorsque, par suite d'exposition prolongée à une température très basse, un organe n'a pas été totalement congelé, on peut espérer le ranimer en l'amenant *progressivement* à la température normale ; *un réchauffement brusque serait extrêmement dangereux*. On doit frictionner d'abord avec de la neige la partie que le froid a blêmie ; on la baigne avec de l'eau glacée et on place le corps dans une chambre dont la température sera élevée *peu à peu*. Combien de nos soldats pendant la retraite de Russie sont tombés foudroyés en s'approchant d'un feu auprès duquel ils croyaient trouver un remède à leur souffrance !

Le passage brusque du chaud au froid est d'ailleurs tout aussi dangereux. En hiver, on a de nombreux exemples de personnes frappées d'apoplexie foudroyante par leur passage *sans transition* à l'air extérieur glacial, alors qu'elles sortaient d'une pièce surchauffée.

C'est pour une raison analogue qu'il est dangereux, lorsqu'on sort du bain en été, de rester nu sur le rivage pour se sécher ; la même remarque est à faire lorsqu'on conserve sur soi des vêtements mouillés par la sueur ou par une pluie abondante. L'évaporation active de l'eau qui imprègne le corps emprunte de la chaleur à celui-ci et le refroidit. Il en résulte des bronchites, des pleurésies, des rhumatismes.

Les personnes atteintes d'affections des voies respiratoires doivent, plus que toutes les autres redouter l'action du froid. Une bonne précaution consiste à respirer en hiver par le nez plutôt que par la bouche : l'air, parcourant les cavités du nez, s'échauffe et se charge de vapeur d'eau au contact de la muqueuse humide et riche en vaisseaux sanguins : ce qui ne se produit pas dans la bouche; dans le premier cas seulement, la respiration dans un milieu très froid et très sec s'accomplit sans danger.

Humidité. Vents. — Il est des régions où il ne pleut jamais ou presque jamais, d'autres où les pluies sont continuelles; la France elle-même présente à ce point de vue une grande diversité : à Brest, il pleut presque tous les jours; à Paris, le nombre des jours de pluie est moindre. La quantité d'eau qui tombe annuellement est aussi très variable : en Champagne, il ne tombe que 40 à 50^{cm} d'eau par an; certaines régions montagneuses (environs de Gavarni, Gap) en reçoivent plus de 2 mètres. Mais ces nombres sont insuffisants pour caractériser ce qu'on appelle les *climats secs* et les *climats humides*.

Les vents ont aussi un régime très variable, sauf dans certaines contrées, où, à des époques fixes, ils soufflent toujours dans la même direction (siroco, mistral).

Le vent, en brassant l'atmosphère, contribue à sa purification. Il peut, avec le concours de l'humidité et de la chaleur, agir sur l'organisme : un vent modéré et un peu sec excite les fonctions de la peau, favorise la transpiration ; aussi supporte-t-on mieux la chaleur quand il fait un peu de vent. Les vents chauds et secs dessèchent les muqueuses et la peau. Le vent aggrave l'action du froid : un froid de — 40° sans vent est supportable; un froid de — 25° devient intolérable s'il fait du vent.

L'humidité, utile à un certain degré, entrave les fonctions du poumon et de la peau lorsqu'elle est en excès.

Les climats chauds et humides sont en général malsains. Le froid humide n'est pas moins dangereux : c'est. en effet, pendant les soirées fraîches et humides de l'automne que nous contractons tant d'affections des voies respiratoires.

Climats. — L'influence de la température, des vents, de l'humidité, du voisinage des grands courants marins tels que le Gulf-Stream, qui fait sentir son action sur les côtes de l'Océan, l'influence du sol lui-même et beaucoup d'autres causes impriment à une localité un cachet spécial qui constitue ce qu'on appelle son *climat*.

Les climats sont par suite très divers, et il est bien difficile de les classer d'une façon rationnelle, au point de vue hygiénique.

§ 9. — VÊTEMENTS

L'homme, avons-nous vu, fait usage de vêtements pour se protéger contre les variations de la température, particulièrement contre le froid. Dans d'autres circonstances, le vêtement a pour objet de soustraire telle ou telle partie du corps aux chocs ou aux frottements (chaussures).

Conditions générales que doit remplir le vêtement. — La peau est le siège d'échanges gazeux et de sécrétions multiples nécessaires à l'harmonie des fonctions de nos organes. Le vêtement doit en permettre le libre exercice, par suite ne pas isoler complètement la peau de l'air extérieur. La forme des vêtements est extrêmement variable; dans tous les cas, elle ne doit produire aucune gêne : dans ces conditions, la circulation ne sera pas entravée par de trop fortes pressions et la respiration s'effectuera sans contrainte; le tronc et les membres ne seront pas exposés à des déformations comme celles que produit le corset. Les diverses parties du vêtement, particulièrement celles qui sont en contact immédiat avec la peau, devront être tenues dans un grand état de propreté et renouvelées fréquemment : elles s'imprègnent en effet de tous les produits de la sécrétion cutanée et nuisent alors au fonctionnement de la peau; d'une façon générale, les vêtements seront appropriés au climat et à la saison.

Substances qui entrent dans la confection des vêtements. — Les unes sont tirées du règne animal : en premier lieu vient la *laine*, qui est de beaucoup la plus employée et dont l'usage remonte à la plus haute antiquité; puis la *soie*, les *fourrures* usitées d'une façon plus restreinte et le *cuir* avec lequel sont faites nos chaussures.

Les autres substances nous viennent du règne végétal. Les plus répandues sont : les fibres textiles du *chanvre* et du *lin*, le *coton*, etc.

Action protectrice des étoffes contre la température. — C'est par leur mauvaise conductibilité qu'agissent les étoffes; mais il faut moins considérer la conductibilité propre des filaments qui les constituent que celle du tissu confectionné avec ces filaments.

La soie par elle-même est très mauvaise conductrice; la laine, les fibres végétales ont une conductibilité plus grande et sont à peu près comparables à ce point de vue.

Texture des étoffes. — Les étoffes de laine (drap, flanelle) et celles de chanvre (toile) sont extrêmement différentes comme substances conductrices : la laine ayant ses fibres plus ou moins élastiques et ondulées, le tissu qui en résulte emmagasine, emprisonne une quantité considérable d'air à peu près immobilisé; les fibres droites du chanvre, au contraire, donnent un tissu plus compact, emprisonnant très peu d'air. Or, l'air et les gaz, en général, sont les plus mauvais conducteurs de tous les corps; par suite, les vêtements qui en retiennent le plus sont les plus efficaces contre la chaleur. Et il faut remarquer ici que les étoffes de laine, dont l'effet est si remarquable contre le froid en empêchant la déperdition de la chaleur du corps vers l'extérieur, sont aussi les plus propres à empêcher la chaleur extérieure de parvenir au corps en les pénétrant. Ainsi la glace se conserve très bien dans des étoffes de laine; les Arabes, exposés aux vifs rayons du soleil, s'en protègent en se couvrant de flanelle.

Les fourrures, le duvet, qui emprisonnent le plus d'air, sont pour cette raison les meilleurs protecteurs contre le froid. Dans nos climats, on n'emploie guère les fourrures que comme ornement; elles sont cependant très efficaces si on les emploie les poils tournés en dessous (pelisses fourrées), toujours d'après cette considération que c'est l'air immobilisé qui est l'agent protecteur.

Certains tissus de coton se rapprochent à ce point de vue de la laine : tel le molleton de coton, étoffe à texture lâche, épaisse, pelucheuse et légère.

C'est aussi ce rôle de l'air comme isolant qui justifie notre habitude de superposer plusieurs vêtements, lorsque la température devient plus rigoureuse; non seulement ces vêtements agissent par eux-mêmes, mais encore par la couche d'air qu'ils comprennent entre eux.

Couleur des vêtements. — La couleur des vêtements n'est pas indifférente. Une étoffe blanche absorbe peu de chaleur par rayonnement et en émet aussi très peu; les étoffes noires agissent tout autrement : leur pouvoir émissif et absorbant est beaucoup plus intense. Aussi l'Arabe qui, dans le désert, subit pendant le jour une température excessive et la nuit une température parfois inférieure à 0°, a-t-il un vêtement bien approprié à ces variations; l'étoffe de laine blanche lui suffit : *au rayonnement direct du soleil*, cette étoffe absorbe peu de chaleur et en préserve en outre le corps, grâce à sa mauvaise conductibilité; d'ailleurs, le vêtement est assez ample pour que l'air puisse facilement se renouveler au contact de la peau et favorise ainsi la sécrétion de la sueur ; *pendant la nuit*, le même vêtement rayonne peu de la chaleur du corps et sa mauvaise conductibilité contribue à en empêcher la déperdition.

Pouvoir absorbant des étoffes pour l'eau. —Le vêtement doit absorber la sueur, tout en en favorisant la sécrétion. La laine tient encore le premier rang par sa faculté d'absorption, beaucoup plus développée que celle de la toile de chanvre ou de lin; par contre, l'étoffe de laine évapore moins rapidement l'eau qu'elle a absorbée. La partie du corps recouverte de laine n'est pas soumise à la brusque variation de température qui survient lorsque le corps, trempé de sueur, est exposé à des courants d'air provoquant une évaporation rapide et dangereuse.

Linge de corps. — Ce rôle de la laine explique l'emploi de la flanelle comme linge de corps, appliqué immédiatement sur la peau. Alors que la laine nous préserve contre un refroidissement trop brusque, la chemise de toile, par exemple, se comporte autrement. Elle colle à la peau quand elle est mouillée par la sueur, de telle sorte que la chaleur absorbée par l'évaporation de cette sueur est empruntée directement au corps : d'où le danger.

La toile de coton ou calicot est préférable à la toile de chanvre ou de lin. Le calicot est poreux, absorbe mieux, par conséquent. La flanelle (et c'est un avantage dans certains cas) irrite légèrement la peau, favorise la circulation superficielle et contribue à rendre moins sensible encore le refroidissement; cette irritation est telle, chez certaines personnes, qu'elles ne peuvent la supporter; par contre, lorsqu'on a été habitué à la flanelle par un long usage, il est assez difficile de s'en priver tout d'un coup.

En résumé, la flanelle, vraiment gênante pour quelques-uns par son contact irritant, paraît s'imposer toutes les fois que notre profession ou nos conditions d'existence nous exposent à un séjour prolongé dans des endroits humides, à des changements brusques de température, ou bien quand, à des périodes d'actif travail provoquant la sueur, succèdent des intervalles de repos.

On fait aussi parfois usage de vêtements qui ne se laissent pas traverser par l'eau : telles sont les étoffes de caoutchouc, les étoffes *dites imperméables* imprégnées d'une substance que l'eau ne mouille pas. Ces dernières ont au moins l'avantage de permettre les échanges gazeux du corps avec l'air extérieur, tandis que les vêtements de caoutchouc, s'ils sont momentanément très utiles pour garantir de la pluie, sont antihygiéniques précisément à cause de leur imperméabilité.

Diverses parties du vêtement. — La coiffure doit être légère et perméable à l'air, pour que l'évaporation de la sueur s'y produise facilement ; on évite ainsi, en partie du moins, la chute des cheveux. Dans les appartements, jour et nuit, il est préférable de rester tête nue.

Les cravates, les ceintures, ne doivent jamais être trop serrées.

L'habitude que nous avons de mettre une chemise en contact direct avec la peau est heureuse, parce qu'elle permet de renouveler fréquemment cette partie du vêtement qui se charge des produits de sécrétion. Aussi est-il bon de changer de linge pour la nuit, surtout si on a soin d'exposer largement à l'air celui qu'on vient de quitter et qui se débarrasse en partie des produits qu'il a absorbés dans la journée. L'usage des caleçons en toile ou en coton est recommandable, surtout avec les pantalons de drap qui se salissent à la longue au contact des jambes et sont difficiles à laver le plus souvent.

Le pantalon est quelquefois retenu par une ceinture : les bretelles en tissu élastique sont préférables ; la pression légère qu'elles exercent sur les épaules est, en tout cas, infiniment plus faible que celle produite par la ceinture et n'a pas les mêmes inconvénients.

Les chaussettes ont l'avantage de tenir sans soutien ; elles doivent suffire aux hommes bien portants ; les bas sont retenus par des jarretières peu serrées ou mieux par des tirettes.

Les chaussures demandent une attention spéciale. Le cuir n'en doit pas être trop dur, ni l'extrémité trop pointue, pour laisser la place aux orteils et éviter leur chevauchement les uns sur les autres. Il ne faut pas que la chaussure soit étroite, sous le prétexte de faire petit pied, ce qui entraîne tout un cortège de cors et de durillons. Les chaussures doivent être faites à chaque pied, celles qui vont indifféremment à un pied ou à l'autre sont gênantes pour les deux, déforment le pied et provoquent les mêmes inconvénients que plus haut. C'est pour les enfants surtout que ces préceptes méritent une scrupuleuse attention.

CHAPITRE III

LES ALIMENTS

I. — DE L'ALIMENTATION ENVISAGÉE D'UNE MANIÈRE GÉNÉRALE

Tout être vivant est une colonie de cellules travaillant chacune pour le bien-être commun. La somme des services rendus constitue pour l'association un profit ou une perte. Dans le premier cas, la colonie prospère et s'accroît; elle périclite et finit par disparaître dans le second cas; si la perte égale le gain, l'association est stationnaire.

L'être vivant grandit, en effet, pendant le jeune âge, acquiert un certain développement qu'il conserve dans l'âge adulte, puis s'affaisse et meurt.

Pendant son existence, les cellules ouvrières de la première heure se sont épuisées; elles ont disparu et ont été remplacées par d'autres n'ayant elles-mêmes qu'une courte durée, et ainsi de suite.

Comme l'ouvrier répare ou remplace ses outils ébréchés ou usés, de même nous devons entretenir ou remplacer constamment les cellules qui forment nos organes. Pour remplir ce but, nous prenons des *aliments* destinés à couvrir les pertes que nous subissons sous la forme d'eau, d'acide carbonique, d'urée, de cholestérine, de substances variées en un mot; ces substances sont contenues dans l'urine, la sueur, les excréments, etc.

L'alimentation, nécessaire, doit être suffisante. — Elle doit être *suffisante* au double point de vue de la *quantité* et de la *composition* des substances absorbées.

1° *Quantité. Ration d'entretien. Ration de travail. Ration d'accroissement.* — L'*homme adulte* doit simplement réparer ses pertes, puisqu'il ne grandit plus ; la quantité de nourriture qui lui est nécessaire par jour s'appelle *ration d'entretien.*

Cette ration n'a rien d'absolu ; elle dépend uniquement de la déperdition du corps, variable elle-même avec les saisons, les climats, la nature du travail effectué, etc. Un homme dont les muscles fatiguent beaucoup par le travail des champs, des mines, a besoin d'une nourriture plus substantielle que celui qui fait des écritures de bureau. De même, la ration d'entretien du journalier doit être plus faible dans les jours de repos que pendant les jours de travail. Cette dernière s'appelle *ration de travail.*

L'enfant, puis l'adolescent, dont les organes grandissent, doivent recevoir une quantité de nourriture supérieure à celle qui est nécessaire à un homme adulte du même poids. Outre la ration d'entretien, ils doivent absorber une *ration d'accroissement* proportionnée à la rapidité de leur développement.

Une nourriture insuffisante comme quantité détermine, chez l'être qui la subit, l'*inanition* avec perte graduelle de poids et refroidissement ; la mort survient chez l'homme en état d'inanition, quand il a perdu les $\frac{4}{10}$ de son poids primitif. Les tissus atteints d'abord sont les graisses, puis la rate, le foie, le cœur, les muscles ; ceux qui sont attaqués en dernier lieu sont les centres nerveux.

2° *Composition des matières absorbées.* — Les déchets de l'homme adulte, dont le poids moyen est de 65 kilogrammes, renferment en vingt-quatre heures environ 20 grammes d'azote, 300 grammes de carbone, 30 grammes de sels et 2,000 grammes d'eau. Quelles sont les doses de matières alimentaires propres à réparer ces pertes?

Le *pain* est un aliment peu azoté ; la *viande* est riche en azote.

100 grammes de pain renferment environ 1 gramme d'azote et 30 grammes de carbone ;

100 grammes de viande désossée renferment environ 3 grammes d'azote et 10 grammes de carbone.

Un homme, *se nourrissant seulement de pain*, devrait consommer 2,000 grammes de pain pour absorber 20 grammes d'azote ; mais il absorberait ainsi 600 grammes de carbone au lieu des 300 grammes qui lui sont nécessaires. *S'il mangeait exclusivement de la viande*, il consommerait, pour 20 grammes d'azote, 666 grammes de viande qui ne lui donneraient que 66^{gr},6 de carbone.

Ainsi la consommation exclusive de pain ou de viande constitue un régime impraticable.

D'autre part, il a été reconnu que :

Les *matières azotées* (albumine de l'œuf, caséine du fromage, myosine des muscles, gluten ou fibrine végétale des céréales, légumine des pois, des haricots, etc.);

Les *hydrates de carbone* (glucose, sucre des fruits et du lait, fécule de pommes de terre, amidon du blé, glycogène du foie, etc.) ;

Les *matières grasses* (graisses, huiles, beurres), doivent être dans des rapports déterminés pour constituer une *alimentation complète* :

Substances azotées	1
Hydrates de carbone	3,48
Matières grasses	0,45

Un homme adulte, conformant sa ration d'entretien à de semblables proportions, devrait prendre par jour, en se nourrissant seulement de pain et de viande :

Pain.	820	grammes.
Viande	260	—

On conçoit que les administrations, chargées de nourrir un nombreux personnel, aient porté toute leur attention sur la composition, *sous le plus petit volume*, de *l'alimentation complète* à fournir à chaque homme.

Types d'une ration d'entretien et d'une ration de travail (ration de campagne) usitées dans l'armée française :

Ration d'entretien.

Pain...............	1000 gr	correspondant à	121 gr de matières azotées.
Viande non désossée.	300 —		430 — d'hydrates de carbone.
Légumes frais......	100 —		55 — de graisses..........
— secs......	30 —		

Ration de travail. (Ration de campagne.)

150 gr de matières azotées.
500 — d'hydrates de carbone.
60 — de graisses.

Aucun aliment unique ne possède une composition répondant aux exigences de la ration d'entretien ou d'accroissement, *si ce n'est le lait de la mère pour son enfant. Le lait de la mère est un aliment complet qui doit suffire à l'enfant pendant au moins les sept premiers mois de sa vie* [1].

L'alimentation mixte doit être employée de préférence à toute autre, puisqu'elle seule peut donner l'aliment complet sous le plus petit volume.

Les légumes sont indispensables à l'alimentation ; ils sont sains et nutritifs, propres à entretenir l'homme en santé mieux que la viande *dont l'abus produit l'épaississement de la race, la goutte, le rhumatisme, les maladies de la peau.* (A. Gautier.)

De bonne eau potable, du pain, pourvu qu'il soit bon et abondant (1 kil. par jour), un peu de viande, des légumes, du vin à dose modérée : telle est l'alimentation propre à faire un peuple sain et vigoureux.

Composition d'une alimentation mixte. — On peut, en consultant le tableau ci-joint, tout en se conformant aux proportions relatives des diverses sortes d'aliments :

1. A défaut du lait de sa mère ou d'une nourrice, l'enfant peut recevoir du lait de vache ou de chèvre, coupé d'eau légèrement sucrée par moitié d'abord, puis par un quart au bout de quatre à six semaines.

ORIGINE des ALIMENTS	NOMS DES ALIMENTS	EAU	ALBUMINOIDES A	HYDRATES DE CARBONE B	GRAISSES C	SELS	RAPPORTS ENTRE LES POIDS A	B	C
Matières animales.	Bœuf gras	640	183	»	166	11	1	»	0,93
	— rôti	699	229	»	51,9	10,5	1	»	0,21
	Veau	720	198	»	82	13	1	»	0,4
	Porc frais	783	200	»	»	»	1	»	»
	— salé et fumé	130	100	»	660	40	1	»	6,6
	Poules grasses	701	195	»	93	11	1	»	0,48
	Œufs de poule	756	122	5	107	10	1	0,03	0,88
	Cerveau	770	116	»	103	11	1	»	0,89
	Foie	720	130	18	35	14	1	0,05	0,27
	Lait de vache	865	36	55	40	4	1	1,53	1,11
	— d'ânesse	907	17	58	15,5	»	1	3,41	0,91
	Poissons en général	740	135	»	45	15	1	»	0,33
	Sole	580	145	»	14	11	1	»	0,09
	Perche	440	100	»	2	8	1	»	0,02
	Morue fraîche	455	86	»	1	8	1	»	0,01
	— salée	257	532	»	4	106	1	»	0,01
	Hareng salé	280	140	»	140	100	1	»	1
Matières végétales.	Pain de froment	330	88	550	10	17	1	6,25	0,11
	— seigle	400	77	480	10	16	1	6,23	0,14
	Froment	140	146	679	12	16	1	4,68	0,08
	Seigle	166	90	675	20	19	1	7,50	0,22
	Riz	144	64	781	4,3	6,8	1	11,9	0,06
	Pois	145	225	575	20	23	1	2,55	0,09
	Haricots	160	223	540	20	24	1	2,43	0,09
	Lentilles	115	265	580	25	16	1	2,19	0,09
	Pommes de terre	760	15	200	2	10	1	10,30	0,09
	Cerises et Raisins	780	7	150	»	5	1	21,40	»
	Beurre	119	7	7	850	15	1	1	1,21
	Fromage de Gruyère	346	335	»	250	38,5	1	»	0,75

Albuminoïdes	1
Hydrates de carbone	3,48
Graisses	0,45

composer une alimentation mixte, variée par l'emploi de viandes et de légumes divers.

L'examen des rapports contenus dans les trois dernières colonnes, A, B, C, montre combien sont précieuses les substances végétales et quelle large place elles doivent occuper dans la ration alimentaire.

II. — DES PRINCIPAUX ALIMENTS

Les aliments sont gazeux, liquides et solides.

L'aliment gazeux est l'air dont l'oxygène est le principe vivifiant nécessaire à tout animal.

Les principaux aliments liquides sont : l'eau, le lait, les liquides alcooliques (vin, bière, cidre, poiré, liqueurs, eaux-de-vie), les infusions aromatiques (café, thé).

Parmi les aliments solides, ceux d'origine animale sont : la viande de boucherie, les volailles, les poissons, les crustacés, les mollusques, les oursins, plus les œufs, le beurre, le fromage, la crème ; ceux que nous donnent les végétaux sont : les farines des céréales employées sous forme de pains ou de gâteaux, les graines, les fruits, les plantes consommées comme légumes, les champignons, plus les sucres.

Le sel marin est un aliment indispensable que nous fournit le règne minéral.

Nous décrirons succinctement la composition des aliments de première nécessité (eau, lait, vin, pain, viande, légumes), insistant davantage sur les *falsifications* dont ils sont parfois l'objet, sur les *altérations* que leur font subir les parasites envahisseurs et la putréfaction. Nous montrerons quels graves dangers leur consommation fait courir à la santé publique.

L'étude des aliments comprendra : *A) Les aliments falsifiés.* — *B) Les aliments renfermant des parasites* (vers et microbes). — *C) Les aliments putréfiés.*

§ Ier. — ALIMENTS FALSIFIÉS

L'eau. — Nous en avons défini les qualités et nous avons indiqué les précautions à prendre pour l'avoir potable.

Le lait et ses dérivés. — Le lait est formé d'eau renfermant en dissolution du sucre de lait, des matières albuminoïdes (dont la caséine) et des sels minéraux ; des globules graisseux y sont en suspension ; sa densité moyenne est 1,032. Sa composition est variable avec les animaux, ainsi que le montre le tableau des aliments (page 69) pour les laits de vache et d'ânesse.

C'est grâce à sa composition complexe que *le lait forme l'aliment complet des nouveaux-nés*, comme nous l'avons dit.

Abandonné au repos à la température de 8 à 15°, il se sépare en deux couches : les globules graisseux plus légers montent à la surface et forment la *crème ;* le liquide inférieur blanc bleuâtre contient tous les autres éléments.

Si on agite fortement la crème (barattage), on brise les globules gras dont le contenu se rassemble pour donner le *beurre*.

Du lait écrémé ou non, reposant à l'abri ou au contact de l'air, prend une réaction acide due à la formation d'*acide lactique* aux dépens du sucre de lait.

L'acide lactique fait *coaguler* la caséine ; on dit que le lait *se caille*. On peut faire cailler le lait plus rapidement avec la présure (caillette des veaux). On obtient ainsi le *fromage gras* avec le lait non écrémé, le *fromage maigre* avec le lait écrémé.

Le liquide qui reste après la coagulation s'appelle *petit lait ;* il renferme environ 94 pour 100 d'eau et 6 pour 100 de matières nutritives.

Altérations du lait. — Les unes sont naturelles et dues à l'invasion du lait par des microparasites (bacilles du lait rouge, du lait bleu, etc.). Les autres altérations sont artificielles et s'appellent des *falsifications*.

L'*écrémage* consiste à enlever un peu de crème au lait dont la couleur devient bleuâtre et la saveur un peu fade; le lait est alors plus dense.

L'addition d'eau ou *mouillage* peut rendre au lait sa densité première; le lait mouillé se caille plus vite que le lait naturel. *L'addition d'eau au lait est blâmable, parce qu'elle constitue une fraude d'abord, et aussi parce que cette eau peut renfermer des microbes dangereux.* On peut reconnaître cette fraude à l'aide du lacto-densimètre qui porte deux graduations : l'une pour le lait écrémé, l'autre relative au lait non écrémé.

Pour empêcher le lait de *tourner* pendant son transport en ville, à l'époque des grandes chaleurs, on y ajoute une proportion *tolérée* de **1** gramme de bicarbonate de soude par litre; cette substance neutralise l'acide lactique à mesure qu'il se forme.

Toute addition de fécule, craie, plâtre, etc., est interdite. On en décèle la présence avec le microscope.

Beurre. — Le beurre est un aliment précieux, car il contient presque toute la matière grasse du lait. Il se conserve d'autant mieux qu'il est plus complètement lavé et dépouillé de toute trace de petit lait; ce dernier provoque à la longue la formation d'acide butyrique qui communique au beurre une odeur rance.

La falsification du beurre consiste le plus ordinairement dans l'addition de margarine, d'oléo-margarine, de graisses, d'huiles diverses, dont l'emploi est interdit.

Fromages. — Quant aux fromages, leur valeur nutritive est très grande, puisqu'ils renferment la majeure partie des albuminoïdes du lait, avec une proportion importante de matières grasses, de sels minéraux. Des produits azotés particuliers, contenus en minime quantité dans les fromages, excitent les fonctions digestives et surtout la sécrétion du suc gastrique dans l'estomac.

Le plus souvent préparés avec du lait de vache, les

fromages proviennent aussi du lait de chèvre ou de brebis.

La composition moyenne des fromages les plus connus est la suivante :

	Gruyère	Roquefort	Camembert	Brie	Cantal
	—	—	—	—	—
Eau	34,68	19,30	51,30	51,87	36,26
Caséine et albumines	31,41	43,28	19, »	18,30	24,59
Matières solubles dans l'eau bouillte.	1,13	1,50	3,50	»	»
Corps gras	28,93	32,30	21,50	24,83	34,70
Cendres	3,85	4,45	4,70	5, »	4,45

Une alimentation complète est réalisable, en associant en proportions convenables le pain et le fromage ; ainsi s'explique la parfaite santé dont jouissent les ouvriers des champs qui, respirant l'air pur, se nourrissent parfois de pain et de fromage seulement. Ce régime alimentaire est bien le moins dangereux qui soit.

Les boissons alcooliques (vin, bière, cidre, etc.).

Le vin. C'est la boisson alcoolique la plus abondamment consommée en France (41 millions d'hectolitres par an).

Le vin résulte de la fermentation alcoolique du jus de raisin *frais*. C'est un liquide fort complexe contenant, par litre : 870 grammes à 900 grammes d'eau, 104 grammes à 55 grammes d'*alcool éthylique*, avec des traces d'autres alcools, éthers, essences, glycérine, acides organiques, sucres, gommes, tanins, matières albuminoïdes, crème de tartre et sels divers (phosphates et chlorures principalement).

Le vin est un aliment : sa crème de tartre et ses phosphates fournissent à nos cellules la potasse et le phosphore qui leur sont nécessaires; de même les matières albuminoïdes, les sucres, les gommes, jouent un rôle non négligeable ; les tanins, les éthers et les alcools activent les fonctions de l'estomac et sont quelque peu antiseptiques. Les vins rouges; plus riches en tanins que les vins blancs, sont plus toniques.

Par son alcool éthylique, le vin, pris par petites quantités à la fois, de manière à ne pas traverser les tissus sans y subir une combustion complète, est un *excitant* des centres nerveux, une *source de chaleur* pour notre organisme[1] et un *aliment d'épargne*.

Le vin est un aliment d'épargne : cela veut dire que l'alcool, en se localisant pour quelque temps dans les centres nerveux, ménage les combustions internes, évite le gaspillage de l'oxygène contenu dans le sang, en gradue en quelque sorte la consommation.

Le vin, consommé **modérément**, *est donc nécessaire à l'homme qui doit produire beaucoup de travail avec une nourriture insuffisante*. Il en est de même de toute boisson alcoolique saine.

Les vins de diverses origines n'ont pas la même richesse alcoolique. La composition alcoolique moyenne des principaux crus est la suivante (Analyses de vins par Ch. Girard) :

	Alcool en volume pour 100.	Extrait sec à 100° par litre.
	—	—
Narbonne	9,6	22,4
Sauterne	10,4	16,0
Mâcon	10,5	18,7
Saint-Estèphe	11,1	22,4
Pomard	11,9	21,6
Roussillon	12,9	22,3
Espagne	14,8	25,6

Les vins d'Italie, d'Espagne et de Portugal sont beaucoup plus riches en alcool que les vins français, et plus, en particulier, que les vins de Bourgogne, qui varient de 6 à 13 pour 100 d'alcool suivant les années.

1. M. Gautier a calculé qu'en buvant un litre de vin renfermant en moyenne 80 grammes d'alcool nous prenons une réserve de combustible qui, toute consumée dans nos tissus à l'état d'acide carbonique et d'eau, serait la source d'un travail de 60,000 kilogrammètres; c'est-à-dire que nous pourrions, à la suite de l'ingestion lente d'un litre de vin, déployer l'énergie nécessaire pour élever un poids de 200 kilogrammes de la base au sommet de la tour Eiffel.

Ces vins, consommés à l'état naturel et d'une façon modérée, ne présentent aucun danger pour la santé publique. Ce mode de consommation n'est malheureusement pas le plus ordinaire, et la manipulation des vins est devenue générale, obligatoire même pour la plupart des vins bus à Paris.

La ville de Paris, en vue d'augmenter le rendement des droits d'octroi, exige, pour les vins vendus chez les débitants, une richesse alcoolique minimum de 10 pour cent et 20 grammes d'extrait sec par litre. C'est là une mesure déplorable, car la moyenne des vins français n'atteint pas ces nombres ; ainsi les petits vins *naturels* excellents du centre et du midi de la France sont exclus bien injustement de la consommation ouvrière à Paris.

Les négociants doivent dès lors *couper* les vins, c'est-à-dire mélanger aux nôtres des vins étrangers (Italie, Espagne), pour se conformer aux ridicules prescriptions de l'octroi parisien.

La manipulation des vins se réduirait-elle au *coupage* que la santé publique n'en serait pas compromise ; mais, les intérêts des marchands de vin entrant en ligne de compte, nous aboutissons vite à la falsification, pratique d'autant plus dangereuse qu'elle augmente la mortalité dans de notables proportions.

Falsification des vins. — Un vin contenant 15 pour 100 d'alcool paie les mêmes droits d'octroi qu'un vin qui en renferme 10 pour 100. On ajoute alors au vin, avant son entrée à Paris, une quantité d'alcool l'amenant à 15 pour 100 : telle est l'opération du *vinage*. Le débitant, tenu de donner à ses clients un vin ayant 10 degrés d'alcool au minimum, fera, avec une pièce de vin déjà falsifié qu'il vient de recevoir, une pièce et demie de vin à 10 degrés, en y ajoutant de l'eau : seconde falsification appelée *mouillage*.

En quoi le vinage et le mouillage sont-ils des opérations dangereuses ?

Vinage. — L'alcool ajouté ordinairement au vin

n'est pas l'alcool éthylique extrait du vin par distillation; *c'est un mélange d'alcools impurs* provenant de la fermentation des betteraves, des grains, des pommes de terre, que produit l'Allemagne en abondance. Ces alcools, rectifiés avec soin, donnent, au milieu de la distillation, un alcool pur; mais *au début* et *à la fin* de la même opération passent *les alcools* dits *de tête* et *de queue, qui renferment de véritables poisons* (alcools propyliques, butyliques, amyliques; aldéhydes, furfurol).

La France reçoit d'Italie et d'Espagne des vins très enrichis en alcool par ces alcools impurs, par ces poisons originaires d'Allemagne.

Mouillage. — L'addition d'eau au vin n'est pas non plus une pratique inoffensive, car l'eau ajoutée au vin est de l'eau ordinaire, riche en microbes, pouvant occasionner des maladies que nous étudierons dans la suite.

Un vin mouillé a perdu une partie de sa couleur; le marchand s'empresse de la lui rendre par une troisième fraude, la *coloration artificielle*, en ajoutant à la singulière mixture, vendue sous le nom de vin, des matières colorantes telles que : la cochenille, la fuchsine, le campêche, etc.

On doit sévir avec une rigueur absolue contre de semblables procédés.

Procédés usités pour la conservation des vins. — Parmi ces procédés, les uns sont tolérés, les autres défendus.

Le *plâtrage* est appliqué aux gros vins du Midi, de l'Espagne et de l'Italie; il régularise la fermentation dans les cuves et concourt à la conservation du vin. Ordinairement, les vins renferment de $0^{gr},2$ à $0^{gr},6$ de sulfates par litre; mais l'addition du plâtre doit être telle que la totalité n'en dépasse pas 2 grammes par litre.

Il serait préférable de *phosphater* les vins, car le phosphate de chaux jeté dans les cuves, tout en jouant le même rôle que le plâtre, est un aliment précieux.

Depuis les ravages causés par le phylloxera en France,

on tolère la fabrication du *vin de sucre* : après avoir exprimé le jus du raisin, pour faire le vin de première cuvée, on ajoute au marc une certaine quantité de sucre avec de l'eau; une deuxième fermentation se produit, et le liquide extrait par pressurage est un vin plus clair que le premier, moins riche en matières nutritives que le vin naturel.

On fabrique aussi du *vin de raisins secs* en additionnant d'eau les raisins desséchés et en livrant le tout à la fermentation; la France en a produit, en 1881, 2 330 000 hectolitres. Ce vin, pas plus que celui de sucre, n'est dangereux si l'on ajoute de l'eau de bonne qualité aux raisins secs ou au marc pressuré.

Il faut se garder d'employer l'*acide salicylique* pour prévenir l'altération des vins.

Le cidre. Le poiré. — On obtient ces boissons par la fermentation du jus sucré des pommes et des poires; elles sont précieuses dans la Normandie et la Bretagne, où le raisin ne mûrit pas.

Leur composition diffère de celle du vin par leur richesse en sels minéraux et leur plus faible proportion d'alcool. Un bon cidre d'Alsace, d'après Boussingault, renferme pour 1 000 : 920 d'eau, 70 d'alcool, 15,4 de sucre; le reste est formé de glycérine, d'acides malique, acétique et carbonique, de gommes, de phosphates, etc.

La France en produit annuellement 12 millions d'hectolitres.

La falsification des cidres consiste à les additionner d'alcool, d'eau, de matières colorantes (cochenille, coquelicot, caramel, etc.).

La bière. — Obtenue par la fermentation de l'infusion d'orge germée (malt) additionnée des principes aromatiques du houblon, cette boisson est consommée dans toutes les contrées dont le climat s'oppose à la culture de la vigne. C'est en Bavière, en Wurtemberg, en Belgique et en Angleterre qu'on en boit le plus.

Tandis que la consommation moyenne par habitant était, en Bavière, de 219 litres, elle atteignait en France seulement 19 litres, en 1872.

Les bières françaises renferment de 30 à 57 pour 1 000 d'alcool et de 34 grammes à 76gr,5 d'extrait sec par litre; la richesse en alcool des bières anglaises s'élève jusqu'à 90 pour 1 000.

Par sa forte proportion d'extrait sec (albuminoïdes, sucres, phosphates...), la bière est une boisson alimentaire, *excitante* par son alcool, *rafraîchissante* par son acide carbonique, *tonique* par les principes amers que lui a communiqués le houblon. Elle est diurétique.

De toutes les falsifications qu'on fait subir à la bière, la plus fréquente consiste dans la substitution au houblon, qui coûte fort cher, des substances amères suivantes : absinthe, aloès, coloquinte, baies de genièvre, gentiane, acide picrique, strychnine, etc. Ces fraudes doivent être absolument interdites; les deux dernières substances sont, en particulier, des poisons violents.

Remarque. — Les boissons fermentées, qui sont acides, attaquent les vases métalliques, les poteries; quand elles séjournent une nuit dans les tuyaux en étain plombifère des pompes élévatoires, ou dans des cruches en zinc, elles sont dangereuses à boire. On ne saurait trop prendre de précautions à ce sujet.

Eaux-de-vie et liqueurs. — Alors qu'autrefois la production du vin était abondante en France, on distillait une partie de la récolte, pour en faire d'excellentes eaux-de-vie (cognac) et quelques liqueurs dont l'usage modéré était inoffensif. Il n'en est pas de même aujourd'hui; je ne saurais mieux faire pour édifier le lecteur sur ce point que de lui citer un fragment d'une conférence de M. A. Gautier (Congrès d'hygiène des délégations ouvrières).

« Ces eaux-de-vie frelatées, mélangées d'alcool de marc et de pommes de terre, parfumées d'essence allemande *de cognac*; ces rhums artificiels qui renferment du méthylal, de l'infusion de cuir et des phlegmes d'alcool amylique; ces kirschs à l'acide prussique, à la nitrobenzine et au furfurol; ces *apéritifs* de toute sorte, dont la strychnine n'est pas toujours exclue; ces *liqueurs fines* qui ont toutes les couleurs d'un arc-en-ciel extrait de la houille; *ces absinthes qui tiennent en solution une essence apte à abrutir lentement, mais sûrement, et à donner à l'homme et aux animaux des accès de tout point semblables à ceux de la rage...*, toutes ces liqueurs alcooliques dénaturées constituent un vrai péril social, universel. Grâce à ces boissons, les races du nouveau monde et du continent africain sont en train de disparaître; des peuples entiers sont lentement moissonnés ! Qu'est-il besoin de la poudre? Avec l'eau-de-vie en Afrique et l'opium en Asie, nous sommes bien sûrs d'une conquête pacifique et définitive ! »

DE L'ALCOOLISME

Tandis que l'usage modéré des boissons alcooliques naturelles (le vin surtout) est salutaire à la santé, « l'abus des boissons alcooliques, continue M. Gautier, produit l'ivresse avec ses formes maniaques, convulsives et apoplectiques, l'alcoolisme héréditaire, l'excitabilité du caractère, la dégradation de l'intelligence, l'affaiblissement de la volonté et des forces physiques, le *delirium tremens;* la violence, la démence quelquefois, toujours la vieillesse anticipée. De ces êtres devenus plus ou moins stupides naissent, le plus souvent, des enfants cacochymes qu'enlèvent les *convulsions* précoces, ou qui deviennent plus tard *épileptiques*, *vicieux* et *criminels*. »

Tel est le sombre tableau qui dépeint sans exagération le sort de l'alcoolique et de sa famille; il mérite que nous y insistions.

Rappelons d'abord que les *alcools d'industrie* (alcools de grains, de mélasses, de pommes de terre) *et leurs dérivés* fabriqués surtout en Allemagne et déversés en

France par les vins d'Italie et d'Espagne auxquels ils sont ajoutés, *sont très malsains, toxiques* sous une faible dose; *ils agissent sur nous comme de véritables poisons* et doivent être l'objet d'une réprobation unanime.

1° La consommation de ces produits est-elle importante?

2° De quelle manière influent-ils sur la criminalité et la mortalité?

La quantité d'alcool consommée en France est passée de 970,000 hectolitres en 1874 à 2 millions d'hectolitres en 1885; tandis que l'usage du vin diminue (120 litres par habitant en 1873, 75 litres en 1885), celui des eaux-de-vie et des liqueurs augmente constamment.

Le nombre des débits de boissons subit une progression navrante :

1	débit par	109	habitants	en 1875;
1	—	94	—	en 1885;
1	—	66	—	(Seine-Inférieure);
1	—	46	—	(Nord).

Nous avons remarqué, dans certaines rues étroites de Paris, que, de deux maisons l'une, se trouve un comptoir de marchand de vin; et quelle installation! quelle douteuse propreté!

Paris seulement renferme plus de 60 000 marchands de vin, « de sorte que, dit M. Léon Say, une moitié de la ville emploie son énergie et son activité à empoisonner l'autre moitié ».

Cet empoisonnement est réel, puisque *la proportion d'alcool de vin atteint à peine 5 pour* 100 de la totalité des alcools livrés à la consommation sous toutes les formes.

Déchéance, *criminalité* et *mortalité*. — Nous avons établi précédemment que le rachitisme de l'alcoolique et de ses enfants, les attaques épileptiques, les convulsions, la folie souvent furieuse, sont les inévitables conséquences de l'habitude prise par l'ouvrier de trop fréquenter les débits de vin. Une communication récente à l'Académie de médecine nous apprend que 50 *pour* 100 *des assassins*, 57 *pour* 100 *des incendiaires et* 88 *pour* 100 *des condamnés pour violences contre les personnes ont été reconnus alcooliques*.

Quant à la mortalité soit accidentelle, soit volontaire, soit naturelle des individus adonnés à la boisson, elle croît constamment.

MORTS ACCIDENTELLES DUES A L'ALCOOLISME

En 1876 489 décès.
En 1885 538 —

SUICIDES DUS A L'ALCOOLISME

En 1885 868 (11 0/0 de la totalité des suicides).

En 1887, la mortalité pour 1 000 a été, en Angleterre :

de 9,8	chez les	cultivateurs,
— 13,8	—	mineurs,
— 14,9	—	maçons,
— 18,6	—	plombiers et peintres,
— 21,1	—	brasseurs,
— **23,6**	—	**aubergistes,**
— **34,1**	—	**garçons de café.**

Nous sommes empoisonnés plus ou moins rapidement par ces affreux breuvages, les uns de provenance étrangère, les autres fabriqués chez nous.

Le remède n'est-il pas de commencer par fermer nos frontières aux liqueurs et vins étrangers par des droits d'octroi prohibitifs; puis de nous résigner, par un régime plus austère, à boire beaucoup moins de ces boissons frelatées ?

« Une excellente manière de prendre la défense de l'ouvrier malgré lui, dit M. Richet, c'est de frapper les débitants d'alcools et de vins de droits si lourds que les trois quarts d'entre eux seront réduits à fermer boutique; ceux-là, du moins, retourneront aux champs d'où ils viennent, pour labourer la terre et donner du pain, non du poison, à leurs concitoyens. »

On ne peut songer à supprimer l'alcool de la consommation alimentaire, puisque l'alcool éthylique à faible dose est utile à la santé de l'ouvrier qui travaille beaucoup ; le tout est de donner à celui-ci des produits alcooliques de bonne qualité; pourquoi l'opinion et les pouvoirs publics ne s'empressent-ils pas d'accepter le remède proposé récemment par un éminent économiste, M. Alglave : **la rectification de l'alcool, monopole de l'État ?**

Ainsi l'Etat seul dispenserait dans toute l'étendue du territoire français les alcools propres à fortifier, non à empoisonner, l'ouvrier laborieux. Quoi qu'il en puisse coûter aux intérêts particuliers, ils doivent s'effacer devant l'intérêt général ; il y a là non seulement une raison sociale, mais une raison humanitaire.

Les boissons aromatiques. *Café et thé.* — Ces infusions ont pour effet d'exciter les centres nerveux et d'activer la circulation ; elles sont précieuses pour les armées en campagne, pour les ouvriers débiles ou surmenés. L'excitation qu'elles provoquent n'a aucune conséquence fâcheuse pour la santé.

On falsifie le café en grains, en y mélangeant des grains de café avarié, des grains de plâtre colorés (fabrication allemande). Le café en poudre est additionné parfois de fécule, de farine, de chicorée, etc., qu'il est facile de déceler au microscope.

Aux feuilles de thé, on substitue des feuilles de noyer, d'érable, de fraisier, reconnaissables au simple examen, quand on les a laissées séjourner cinq minutes dans l'eau bouillante.

Farine. Pain. — Le pain est le principal aliment de l'homme, qui en doit manger environ 820 grammes par jour. La consommation journalière de Paris est de 900 000 kilogrammes. Le pain est fabriqué généralement avec de la bonne farine de froment.

La farine contient deux parties essentielles : le *gluten*

de même composition que l'albumine, véritable viande végétale destinée à restaurer nos muscles, c'est-à-dire nos instruments de travail; l'*amidon*, hydrate de carbone qui se transforme en sucre dans l'intestin, en graisse dans l'organisme, et dont le rôle essentiel est de nous fournir la chaleur et la force.

Nous avons indiqué, dans le tableau des aliments (page 69), la composition moyenne du froment et du seigle. D'après Boussingault, une farine de blé de bonne qualité renferme environ pour 100 : amidon, 59,7; dextrine, 7,2; gluten, 12,8; albumine, 1,8; matière grasse, 1,2; cellulose, 1,7; sels fixes, 1,6; eau, 14.

La farine ne doit pas contenir de son, ni de matières étrangères soit minérales, soit végétales. L'analyse chimique et microscopique donne, à ce sujet, des indications précises toujours à redouter du falsificateur.

Altérations de la farine. — Le bon pain étant obtenu avec de bonne farine, c'est donc sur la nature et l'état des farines que doit porter notre attention.

Les farines, surtout celles de blés tendres, s'altèrent en vieillissant dans des sacs; elles deviennent acides par la modification des matières albuminoïdes. Chauffées convenablement à l'étuve, elles peuvent être conservées intactes en vase clos pendant des années. Des semences étrangères peuvent être récoltées en même temps que le froment; si la farine de quelques-unes de ces graines est inoffensive, d'autres ont des propriétés assez actives pour occasionner des accidents plus ou moins graves (mélampyre des champs, nielle, ivraie). L'ergot, champignon qui se développe sur le blé, l'orge et surtout sur le seigle, a des effets non moins funestes.

Les *fraudes* consistent dans le mélange à de bonne farine : soit de farines vieilles ou altérées, soit de farines d'autres céréales ou de légumineuses, soit de certaines matières minérales (craie, plâtre, carbonate de magnésie ou de soude, alun, os pulvérisés, etc.), dans le but d'augmenter le poids de la farine vendue.

§ 2. — ALIMENTS ENVAHIS PAR DES PARASITES.

L'air renferme des poussières, les unes inoffensives, les autres plus ou moins dangereuses ; ces dernières sont des *microbes* à l'état de spores généralement. Ces spores, soumises à une chaleur et une humidité convenables (voies respiratoires, plaies extérieures de notre corps), se développent et quelques-unes d'entre elles deviennent l'origine des maladies dites *maladies transmissibles*.

Or, ces microbes, quels que soient leur nature et leur état, se déposent aussi dans l'eau et sur les objets les plus variés : légumes et fruits, chair des animaux sacrifiés, etc. *Nous sommes donc exposés, en prenant des aliments mal lavés ou insuffisamment cuits, à contracter des maladies transmissibles,* telles que la tuberculose, le charbon, le choléra, la fièvre typhoïde, etc. Ces maladies font l'objet du prochain chapitre.

Nous courons encore des risques sérieux en buvant de l'eau de rivière ou d'étang non filtrée, le lait de certaines vaches tuberculeuses, la viande du porc ladre ou trichiné, du bœuf ladre ou tuberculeux, du mouton charbonneux, si cette viande n'a pas été préalablement inspectée dans les abattoirs ou si des bouchers peu scrupuleux la livrent clandestinement au public.

Il sera traité ici des principaux *vers parasites* provenant de l'eau et des aliments solides, et des maladies qu'ils provoquent chez l'homme qui les a ingérés.

Vers parasites. — Ils vivent, soit chez l'homme seulement, soit alternativement chez l'homme et un autre animal ; ils empruntent leur nourriture au chyle, au sang, aux tissus de leur hôte. Le résultat de ce parasitisme est, pour l'individu envahi, un affaiblissement plus ou moins prononcé, dont la mort est parfois la conséquence.

			NOMS des VERS PARASITES	ÊTRES VIVANTS ENVAHIS	NOM DE LA MALADIE
Vers parasites [1]	plats.	Cestodes....	Ténia armé.........	Homme (Europe). — Porc (foie et muscles)......	Ladrerie du porc.
			— inerme..........	— — — Bœuf (muscles)............	— bœuf.
			Tænia cucumerina ...	— — — Lapin (foie)............	— lapin.
		Trématodes.	Douve du foie.........	— — — Mouton et bœuf (foie)......	Cachexie aqueuse.
			— lancéolée......	— — — —	
			Bilharzia hœmatobia...	Homme (vaisseaux sanguins) (Abyssinie)..........	
	ronds.	Nématodes ..	Ancylostome duodénal..	— (vais. sang. et intestin) (Egypte, Inde, Italie).	Anémie d'Égypte.
			Oxyure vermiculaire...	— (rectum)......................	
			Trichine spirale........	— (muscles). Porc, Rat, Souris	
			Ascaride lombricoïde...	— (intestin)........................	
			Filaire du sang (homme).	— (Afrique tropicale)......................	

1. Ce tableau est à consulter simplement.

1° Vers parasites, assez inoffensifs en général, provenant de l'eau :

L'*ancylostome duodénal*, long de 10 millimètres (mâle) à 12 millimètres (femelle), est très répandu dans l'intestin grêle de l'homme, dans presque tous les pays chauds (Egypte, Inde, Brésil, Italie). Les ouvriers des mines, dans nos pays, le recueillent souvent en portant à leur bouche leurs doigts souillés de terre dans laquelle ont été déposés les œufs des ancylostomes avec les excréments humains. Avec les crochets dont sa bouche est pourvue, il perfore les parois de l'intestin pour en atteindre les vaisseaux dont il suce le sang ; il produit, par inflammation des tissus voisins, des tumeurs sanguines et détermine des hémorragies, dangereuses surtout par leur répétition (anémie d'Égypte).

L'*oxyure vermiculaire* habite le rectum de l'homme.

L'*ascaride lombricoïde*, qui vit dans l'intestin de l'homme et du cheval, atteint jusqu'à 25 centimètres. On attribue à sa présence chez les jeunes enfants les convulsions dont ils sont parfois victimes.

Ces vers parasites passent une partie de leur existence (œuf et embryon) dans l'eau. Le meilleur moyen de s'en préserver consiste à filtrer avec soin l'eau d'alimentation.

2° Vers parasites vivant dans la chair des animaux.

Les plus importants sont les ténias, la douve du foie et la trichine, qui accomplissent les diverses phases de leur évolution au moins chez deux espèces animales différentes. Ils parviennent à l'homme par la viande de porc, de bœuf ou de mouton qu'il consomme.

A ce propos, disons d'abord quelques mots des propriétés nutritives de la viande.

La *viande*, ou chair musculaire, contient environ pour 100 :

15,5 de myosine............	répondant à	2,48	d'azote assimilable
2,9 de matières gélatinigènes	—	0,41	— —
		2,89	

La quantité d'azote total dans la viande étant de 3,40, la différence 3,40 — 2,89 = 0,51 passe dans le *bouillon*.

Ainsi le bouillon de viande contient en *azote* le $\frac{1}{7}$ de l'azote total; il renferme en outre des sels solubles (4gr pour 1,000 de phosphate acide de potassium, du chlorure et du sulfate de potassium, des traces de chlorure de sodium).

Le bouillon a donc une faible valeur alimentaire; mais il active la sécrétion du suc gastrique dans l'estomac qu'il prédispose à la digestion des autres aliments.

Les parties de la viande non solubles dans l'eau sont d'autant plus faciles à digérer qu'elles ont été moins cuites : la viande crue est la plus digestible; rôtie à 70° environ, elle l'est encore beaucoup; la viande bouillie l'est le moins.

Les chairs diverses sont inégalement digestibles. La viande blanche des volailles est légère, sauf celle du canard et de l'oie; parmi les poissons, la sole, le turbot, la truite, le merlan sont digérés rapidement et bons pour les malades; le brochet, la carpe, le maquereau, le goujon, la sardine, etc., sont couramment consommés, quoique plus lourds. Tandis que l'écrevisse et le homard sont difficiles à assimiler et très nourrissants, les mollusques (moule et huître) sont très légers, mais d'une faible valeur nutritive.

Moins la viande est cuite, plus elle est digestible, mais aussi plus elle favorise l'envahissement de notre organisme par les parasites suivants.

Ladrerie du porc. Ténia armé. — Connu vulgairement sous le nom de *ver solitaire*, le ténia armé A (*fig.* 13) atteint 2 à 3 mètres de long dans l'intestin de l'homme, où il vit en parasite. L'extrémité très étroite de son corps, improprement appelée tête (*a*), porte deux rangées de crochets qui, engagés comme un hameçon dans la paroi de l'intestin, y fixent l'animal. Un cou allongé, faisant suite à la tête, est divisé en anneaux, d'abord microscopiques, qui grandissent rapidement et atteignent 1 centimètre de long. Ces anneaux sont le lieu de formation d'un nombre considérable d'*œufs* B, qui y mûrissent et éclosent même dans les proglottis *pr*, sous l'aspect d'*embryons à six crochets* C. Les derniers anneaux détachés sont entraînés au dehors avec les excréments où pullulent des embryons de ténia. Si, comme il arrive

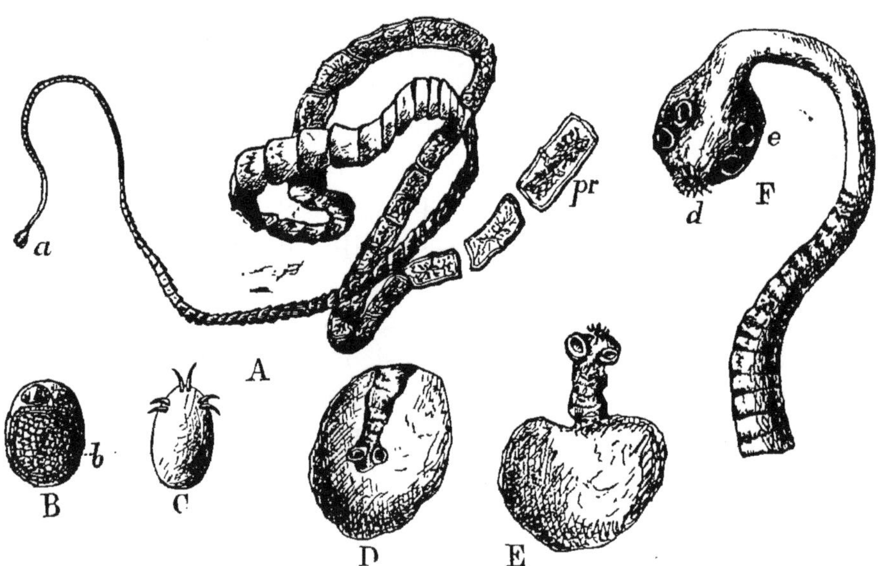

Fig. 13. — **Ténia armé** (*tænia solium*). A, avec sa tête *a* et ses nombreux anneaux; *pr*, proglottis ou anneau détaché rempli d'œufs. — B, œuf renfermant l'embryon *b*. — C, embryon hexacanthe, sorti de l'œuf. — D, cysticerque, avec la tête invaginée. — E, le même avec la tête sortie de la vésicule. — F, scolex; *d*, tête; *e*, ventouses (début du *tænia* dont les anneaux sont en formation).

trop souvent dans les campagnes, les déjections humaines sont déposées sur le fumier, les porcs qui y ont accès avalent des œufs et des embryons dont une nouvelle phase évolutive s'accomplit : par leurs crochets, les embryons perforent la paroi intestinale du porc et pénètrent dans les vaisseaux; le sang les répartit dans tout le corps et principalement dans les muscles où ceux qui ont été capables de résister à une semblable pérégrination donnent autant de vésicules blanchâtres, grosses comme un pois. Une vésicule D présente une invagination au fond de laquelle s'organise une tête de ténia : c'est un *cysticerque* qui, s'entourant d'un kyste protecteur, demeure à l'état de vie latente aussi longtemps que la chair du porc, crue ou mal cuite, ne sera pas mangée par l'homme.

Une fois parvenus dans l'intestin de l'homme, les cysticerques perdent leur kyste et leur vésicule; la tête et le cou du ténia, demeurés seuls, sous forme de *scolex* F, constitueront un nouveau ténia.

Œuf, embryon hexacanthe, cysticerque, scolex, ténia, telles sont les phases du parasite qui accomplit les formes d'embryon et de cysticerque dans le corps du *porc ladre*. La présence du ténia dans l'intestin de l'homme est incommode sans être dangereuse; aussi est-il bon de prendre les précautions nécessaires pour l'éviter.

Dès l'époque de Louis XIV des *langueyeurs* étaient chargés de reconnaître si les porcs étaient atteints de ladrerie, par la seule inspection de la muqueuse buccale, au voisinage du frein de la langue. Tout porc ladre présente, dans cette région de la bouche, des taches blanchâtres qui sont autant de kystes de cysticerques.

Que le porc soit ladre ou non, *sa chair doit être bien cuite et pendant assez de temps* pour que tous les cysticerques soient tués. La *salaison abondante* de la viande de porc, son *fumage prolongé* ne sont que des moyens imparfaits de préservation.

Ladrerie du bœuf. Ténia inerme. — Ce ténia diffère du précédent par l'absence de crochets sur la tête; quatre ventouses, entourées chacune d'un cercle corné, forment son appareil de fixation dans l'intestin de l'homme.

Ce parasite vit surtout en Abyssinie, dans l'Inde et l'Amérique septentrionale. Son évolution est comparable à celle du ténia armé; seulement, c'est le bœuf qui abrite dans ses muscles le *cysticercus bovis* du ténia inerme, plus petit que le *cysticercus cellulosæ* du ténia armé.

Pour combattre efficacement l'invasion, il faut se résoudre à manger la viande de bœuf bien cuite, au moins à 70°, jusqu'à ce qu'elle ait pris une teinte grise. Les inspecteurs sanitaires doivent déployer, dans les abattoirs et sur les marchés, la plus grande activité pour éviter toute surprise.

Cachexie aqueuse. Douve du foie. — La douve (fig. 14) habite, à l'état adulte, le foie du mouton; elle a alors la forme d'une feuille triangulaire, avec deux ventouses : l'une antérieure au fond de laquelle s'ouvre la bouche, l'autre abdominale qui est un appareil de fixation. Elle pond des œufs qui subissent une évolution complexe dont une phase s'accomplit sur les branchies d'une jeune Lymnée. A la phase suivante, devenue libre dans l'eau, elle nage jusqu'à ce que, avalée par l'homme ou un autre animal, elle s'y enkyste. Si, plus tard, ce kyste parvient, par le plus grand hasard, dans l'intestin du mouton, il y est dissous par les sucs digestifs ; la larve qu'il protégeait pénètre dans le foie, où elle parvient à l'état adulte.

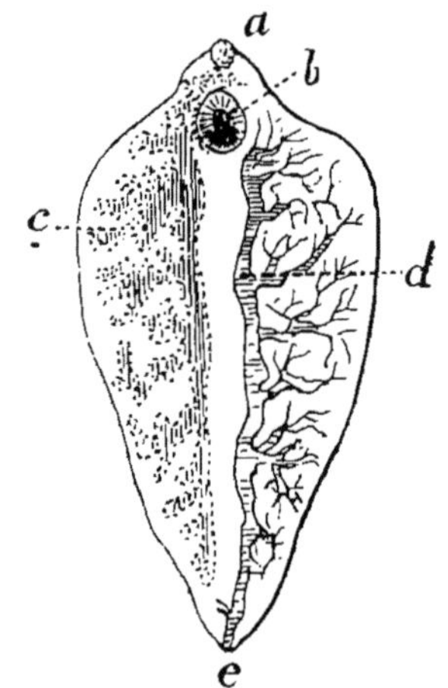

Fig. 14. — **Douve du foie** (*Distomum hepaticum*). A, bouche; *b*, ventouse ventrale; *c*, portion de l'intestin et ses ramifications (à gauche seulement dans la figure); *d*, portion du système excréteur (à droite seulement); *e*, pore excréteur.

Trichinose. Trichine du porc. — On appelle ainsi la maladie provoquée par un ver à peu près cylindrique, la *trichine* (A, fig. 15), visible seulement à la loupe.

La trichine a 3 ou 4 millimètres de long ; renflée à sa partie postérieure, elle s'effile régulièrement en avant. Elle envahit le corps des souris et des rats dont le porc mange parfois les cadavres. Comme les muscles de la souris étaient infestés de larves de trichines enkystées B, le suc gastrique de l'estomac du porc dissout les kystes, et les larves mises en liberté passent rapidement à l'état adulte, adoptent la forme sexuée et les femelles pondent une multitude d'œufs dans l'intestin du porc.

Les œufs donnent des larves qui traversent l'intestin, pénètrent dans les vaisseaux du porc malade, d'où elles sont disséminées dans toute l'étendue des muscles. Elles s'y immobilisent, s'entourent d'un kyste constitué aux dépens des fibres musculaires altérées. Elles demeureront à cet état, jusqu'à ce que la chair du porc soit par exemple consommée par l'homme ; alors s'accomplira, dans l'intestin et les muscles de l'homme, une série de transformations identiques à celles dont le porc a été le témoin.

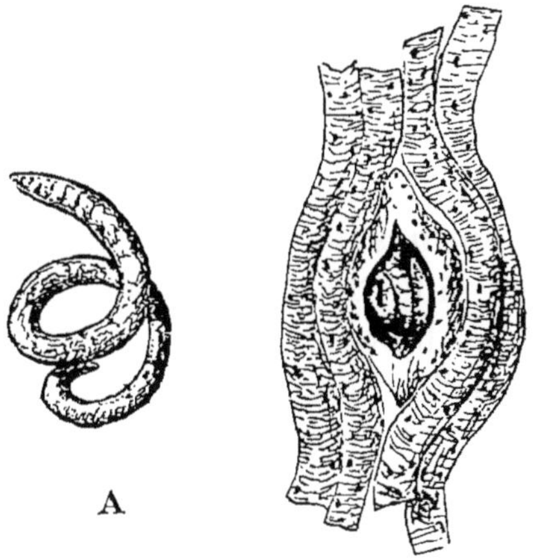

Fig. 15. — **Trichine** (*Trichina spiralis*). A, trichine libre. — B, trichine enkystée dans un muscle (on a représenté quatre fibres musculaires entourant le kyste ouvert).

L'homme triché éprouve, dans ses fonctions digestives, un malaise d'autant plus aigu que les parasites sont plus nombreux. L'altération des muscles est faible dans le cas où quelques trichines seulement s'y sont fixées, et la maladie cesse avec l'enkystement des larves ; quand les trichines sont nombreuses, les muscles respiratoires en particulier sont profondément modifiés et la maladie devient mortelle.

La trichinose est très rare en France ; la seule observation authentique qui en ait été faite chez l'homme date de 1878.

A Crépy-en-Valois (Oise), 21 personnes ayant consommé de la viande *mal cuite* d'un porc trichiné, 17 d'entre elles furent malades et l'une d'elles succomba.

Cette affection est plus fréquente en Allemagne et en Amérique, où l'on mange la chair salée ou seulement fumée.

On a prétendu que l'introduction en France des porcs salés d'Amérique nous exposait à un envahissement redoutable de la trichinose. Les instructions ci-jointes de l'Académie de médecine nous éclairent suffisamment à ce sujet[1].

Remarque. — La viande de porc est l'une de celles que mangent le plus souvent les paysans français. Sur 1,300 millions de kilogrammes de viande annuellement consommés dans notre pays, la viande de porc entre pour plus de 400 millions, c'est-à-dire un tiers. Les classes laborieuses se la procurent à bon marché; les efforts des pouvoirs publics doivent tendre à en assurer largement l'usage, afin que les ouvriers trouvent dans la viande l'une des sources les plus précieuses de leur énergie.

Une statistique comparée des quantités de viande absorbées en Angleterre et en France a montré que, par personne et par jour, la consommation est :

---

1. *Instructions sur la trichinose :*

1° Malgré la consommation annuelle de quarante millions de kilogrammes de viandes de porc salé américaines importées en France chaque année, *pas un seul cas* de trichinose n'a été occasionné, en France, par la consommation de ces viandes. Elles n'offrent donc aucun danger.

2° Les viandes de porc qui contiennent des trichines sont rendues inoffensives par une salaison à fond.

3° Si, par exception, quelques trichines pouvaient échapper à l'action destructive de la salaison, il suffit de *faire cuire suffisamment la viande*, la chaleur les détruisant infailliblement, soit dans les viandes salées, soit dans les viandes fraîches.

4° Si la trichinose sévit quelquefois sur la population allemande, alors qu'elle a toujours épargné la France, bien que la population y consomme beaucoup de porcs allemands, c'est que nos voisins mangent presque toujours ou très souvent la

En Angleterre. . . . de 90 grammes.
En France. . . . . . de 35 —

Cette dernière proportion est absolument insuffisante et dénote une trop grande négligence de l'ouvrier français dans la manière dont il compose sa ration alimentaire. *Pour une même dépense journalière, l'ouvrier ne pourrait-il consommer un peu plus de viande et moins d'alcool frelaté?*

Tuberculose et charbon. — Les bœufs, les volailles sont parfois atteints de tuberculose, les moutons frappés du charbon (sang de rate); leur chair et le lait des vaches tuberculeuses présentent de très grands dangers, car ils facilitent la propagation de deux des plus redoutables maladies transmissibles.

Nous insisterons assez longuement sur ce sujet au chapitre prochain des maladies transmissibles pour nous dispenser d'entrer ici dans quelques détails.

Qu'il nous suffise de dire que les animaux tuberculeux ou charbonneux doivent être sacrifiés et que leur chair ne peut être consommée, non plus que *le lait des vaches tuberculeuses.*

---

viande de porc crue, tandis qu'en France on a généralement l'habitude de la faire suffisamment cuire.

5° Pour continuer à rester à l'abri de la trichinose, il suffit que la population française conserve cette saine habitude.

Instructions sur la cuisson de la viande de porc :

1° La cuisson de la viande de porc doit être prolongée, pour *la viande bouillie,* pendant un temps calculé à raison d'une heure par kilogramme. Ainsi un jambon de quatre kilogrammes devra être soumis à la cuisson pendant quatre heures; une pièce du poids de deux kilogrammes pendant deux heures, etc.

2° L'action du feu, *pour la viande rôtie,* doit être continuée jusqu'à ce que, de la partie la plus épaisse de la pièce découpée, *il ne s'écoule plus de jus rosé.*

3° Pour assurer et activer la coction des parties centrales de la viande, il faut pratiquer des incisions en plusieurs points de sa masse, ajouter au liquide de coction un peu de vinaigre qui, en ramollissant les fibres, permet à la chaleur d'agir efficacement.

Conclusions générales relatives aux aliments envahis par des parasites :

1° L'eau d'alimentation (des rivières, des lacs, des étangs...) doit être filtrée ;

2° Les viandes doivent subir une cuisson, au moins à 70°, suffisamment prolongée pour que tous les parasites soient tués ;

3° Le lait (principalement dans les villes) est toujours suspect ; il ne faut jamais le boire sans l'avoir fait bouillir pendant trois minutes au minimum; la digestibilité du lait ne paraît pas diminuée par cette ébullition.

§ III. — ALIMENTS PUTRÉFIÉS.

Intoxication par la viande du porc, les saucisses, etc.

M. A. Gautier a montré que les animaux produisent des poisons dans toutes les cellules où la vie et la reproduction sont actives. Ces poisons sont des *leucomaïnes* (*leucoma*, blanc d'œuf) provenant de la décomposition des matières albuminoïdes et sont rejetés du corps par les urines.

Si les leucomaïnes ne s'oxydent pas ou ne s'éliminent pas, elles s'accumulent dans les tissus, deviennent des agents pathogènes directs, et font courir de grands dangers aux êtres qui les secrètent. On en trouve parfois dans la rate, le foie, le rein, le cœur, le cerveau, le sang, etc., d'un grand nombre d'animaux; si l'homme consomme ces organes alors qu'ils sont riches en leucomaïnes, il peut éprouver des malaises, indices d'un léger empoisonnement.

Tandis que les leucomaïnes se forment dans les tissus des animaux vivants et en présence de l'oxygène, les *ptomaïnes* (*ptoma*, cadavre) sont des poisons produits par toute fermentation dans les tissus morts, en absence de l'oxygène.

Injectées dans le sang, les ptomaïnes, *isolées de tout microbe vivant*, produisent la fièvre, des frissons, des vomissements, de la diarrhée; la mort survient si la quantité de ptomaïne injectée est suffisante. 12 milligrammes de *septine* (ptomaïne produite dans la putréfaction des matières organiques) suffisent à tuer un chien et font apparaître chez l'homme seulement de la fièvre; mais, si l'homme soumis à l'expérience possède une large plaie suppurant à l'air, non protégée par un pansement, une infection purulente et rapidement mortelle se déclare. Les microbes introduits dans la plaie ont secrété une nouvelle quantité de septine qui, joignant son pouvoir toxique à celui de la septine déjà injectée, a suffi à provoquer la mort.

Les aliments putréfiés d'origine animale (viandes gâtées, gibier faisandé, poisson corrompu, fromages gâtés, œufs et légumes altérés), *riches en ptomaïnes, constituent un véritable danger pour la santé publique.* On doit les rejeter; la cuisson diminue seulement la proportion de ces poisons sans les faire disparaître totalement.

Ces observations s'appliquent aux produits de la charcuterie mal préparés (jambons incomplètement fumés; saucisses fumées, séchées et mangées crues). Le *botulisme* est une indisposition très fréquente en Allemagne, ayant pour cause l'alimentation avec des saucisses crues.

Veut-on avoir une idée de quelques faits relatifs à la préparation de certains produits comestibles d'un bon marché dérisoire? Les rapports suivants émanant d'inspecteurs sanitaires, l'un de Bruxelles, l'autre de Paris, sont intéressants à consulter :

1° Rapport de M. Van Hertsen, vétérinaire-directeur de l'abattoir de Bruxelles (1889) :

Les substitutions les plus éhontées d'une espèce à une autre, le débit de la viande de cheval pour celle de bœuf dans les boutiques de certains charcutiers, celle de chien au lieu et place de celle de mouton dans certaines *gargotes* à bon marché, la fabrication des *saucissons dits de Bologne* avec les matières immondes de chevaux réduits au dernier degré de la misère ou atteints des maladies les plus contagieuses prennent de jour en jour plus d'extension, malgré les faits précis dénoncés dans la presse, dans les publications médicales et jusque dans le sein des Parlements. Comme aux époques des grandes famines, on déterre les cadavres d'animaux abattus pour cause de morve, de farcin, de typhus, de pneumonie contagieuse, et l'on met chaque année en consommation des centaines de porcs atteints d'érysipèle gangreneux. On soustrait à tout contrôle les vaches maigres ou chez lesquelles on craint l'existence de la phtisie tuberculeuse. La loi est outrageusement éludée, les poursuites devant les tribunaux sont une rareté et, quand les empoisonneurs sont condamnés, les peines ne sont nullement en rapport avec la gravité des délits. Nulle, la surveillance sur la fabrication de ces saucissons toujours suspects, insuffisante l'inspection des débits, liberté complète laissée aux trafics les plus scandaleux, voilà en peu de mots les causes de la multiplicité et de la progression constante des infractions. Si l'on en excepte quelques villes et communes où l'inspection est régulièrement suivie, méthodiquement organisée, il est constant que presque partout le zèle que devraient déployer les administrations municipales fait totalement défaut.

2° Au commencement de 1891, à Paris, deux inspecteurs de la sûreté découvrirent qu'une partie des viandes saisies, conduites au Muséum, était soustraite aux animaux du Jardin des Plantes et livrée à la consommation. Deux garçons bouchers avaient imaginé cette opération frauduleuse. Ils s'étaient associé un employé de la ménagerie et un charretier d'une fabrique de stéarine d'Aubervilliers, chargé d'enlever dans une voiture les détritus du Muséum. C'est dans cette voiture que, chaque jour, l'employé et le charretier faisaient sortir deux à trois cents kilos de viande avariée que leurs complices se chargeaient de vendre à des marchandes au panier.

Il serait louable, comme conclusion pratique à tirer d'aussi tristes exemples, d'organiser sérieusement dans chaque ville, grande ou petite, un service sanitaire parfait, d'instituer dans chaque département un personnel d'inspecteurs sanitaires dont chacun encourrait une part de responsabilité pour les méfaits accomplis dans une région bien déterminée. On devrait enfin appliquer sans pitié les peines les plus sévères aux propriétaires qui livrent en cachette à l'abattoir des animaux malades, ainsi qu'aux bouchers coupables d'avoir débité la chair avariée de quelque nature qu'elle fût (six mois à trois ans de prison ; amende de 100 à 2,000 francs : *loi du* 27 *juillet* 1881).

Empoisonnement par les végétaux. — Les ptomaïnes peuvent se rencontrer aussi dans les tissus végétaux avariés et causer des empoisonnements.

On ne doit jamais consommer de champignons dont l'inocuité n'aura pas été formellement reconnue par un spécialiste.

III. — CONSERVATION DES MATIÈRES ALIMENTAIRES

Les procédés de conservation des matières alimentaires sont basés sur la mort ou l'inaction des microbes, soit à une haute température (cuisson), soit au-dessous de 0° (réfrigération). Les viandes de boucherie et le poisson sont surtout les substances alimentaires que nous avons en vue.

1° **Cuisson**. — Lorsqu'il s'agit de conserver de la chair pendant un ou deux jours, on la fait cuire ; les microbes qui l'ont envahie sont tués et l'altération de la viande sera retardée jusqu'au moment où d'autres microbes déposés par l'air, ou des larves provenant d'œufs de mouches ou autres insectes y pulluleront. On conçoit qu'une semblable faune de parasites n'apparaîtra dans toute sa laideur qu'après plusieurs jours.

S'agit-il de conserver de la chair pendant des mois, on doit alors faire en sorte que la viande, une fois cuite, soit complètement isolée des microbes ; c'est en cela que consiste le *procédé Appert* : on met la viande avec de l'eau dans des boîtes en fer-blanc dont le couvercle soudé porte une petite ouverture ; les boîtes sont soumises à une température de 100° suffisamment prolongée pour que tous les microbes soient tués. Alors on ferme l'ouverture de chaque boîte par une goutte de soudure qui isole complètement de l'air extérieur et des ferments les matières enfermées.

Toutefois les viandes ainsi conservées sont moins facilement digestibles et plus rapidement attaquables par les microbes que les viandes fraîches, lorsqu'elles sont abandonnées à l'air par l'ouverture des boîtes. Leur conservation n'est pas illimitée d'ailleurs.

La *salaison* et le *fumage* ont aussi pour objet de tuer les parasites de la viande; ces procédés sont généralement insuffisants.

L'isolement de l'air et des ferments obtenu en immergeant les viandes cuites (oie, dinde, etc.) dans la graisse, les sardines, anchois, thons, etc., dans l'huile, est d'un usage courant.

2° **Réfrigération**. — On sait que les microbes et leurs spores sont inactifs, bien que vivants, au-dessous de 0°. On peut donc transporter intactes jusqu'en Europe les viandes des animaux abattus dans l'Amérique du Sud et l'Australie, si l'on prend soin de les maintenir dans des compartiments à une température toujours inférieure à 0°. Mais, aussitôt ramenées à 10 ou 15°, les viandes sont attaquées par les microbes qu'elles renferment et par ceux de l'air extérieur.

Il nous suffira de rappeler que les microbes, ayant besoin d'humidité, ne peuvent attaquer la chair desséchée comme celle des harengs secs; toute viande découpée en tranches minces et séchée rapidement au soleil dans les pays chauds est facile à conserver, mais sa saveur première est perdue.

CHAPITRE IV

MALADIES TRANSMISSIBLES

MALADIES CONTAGIEUSES

Toute maladie provoquée par le développement d'un microbe dans un animal est une *maladie transmissible*; il suffit que quelques-uns des parasites passent de l'animal malade dans le corps d'un être de la même espèce, quelquefois même d'une autre espèce, pour que l'*ensemencement* du microbe, l'*inoculation* ainsi réalisée, détermine la même maladie chez l'individu nouvellement atteint.

Un chien atteint de rage provoque la même affection chez d'autres chiens et même chez l'homme qu'il aura mordus : *la rage est une maladie transmissible*.

On appelle de préférence *maladie contagieuse* une maladie qui se propage d'un être atteint à des individus sains, sans qu'il soit besoin du contact immédiat entre eux : le *choléra*, la *variole*, la *tuberculose*, etc., *sont des maladies contagieuses*.

La transmission de ces dernières maladies est due à la diffusion de certains parasites dans une région plus ou moins étendue, par les eaux souillées, par l'air, etc.

Maladies endémiques. — Maladies épidémiques.

On dit qu'une maladie est *endémique*, lorsque les germes en peuvent exister dans une région déterminée et y provoquent, par intermittence ou d'une manière permanente, des affections isolées ou généralisées. Ainsi la fièvre typhoïde est endémique à Paris; le choléra et la dysenterie sont endémiques dans l'Inde, la fièvre paludéenne dans tous les pays marécageux (Bresse et Sologne en France, marais Pontins en Italie, bords des grands fleuves équatoriaux).

Une maladie, endémique dans un pays, peut se propager plus ou moins, sévir dans des contrées où elle n'existe pas d'ordinaire; elle devient alors *épidémique :* tels sont le choléra, le croup, l'influenza, la rougeole, la variole, etc.

La propagation des maladies épidémiques a lieu plus rapidement à mesure que se perfectionnent les moyens de communication entre les peuples. C'est ainsi que le choléra, endémique dans l'Inde, se propageant vers l'occident en 1817, a mis treize ans à nous parvenir par voie de terre et fit périr 18,000 personnes à Paris en 1832, tandis que l'épidémie de 1865 a mis 6 mois seulement. Depuis l'ouverture du canal de Suez, les navires peuvent en deux mois, s'ils ne sont pas soumis à une rigoureuse surveillance, apporter de Bombay jusqu'à l'ouest de l'Europe le redoutable fléau.

Une maladie, épidémique d'abord dans un pays, peut à la longue devenir endémique : telle est l'influenza, constatée en Europe en 1580, puis en 1831, 1833, 1837, 1847 et 1860 et qui depuis trois ans se manifeste avec une intensité variable, surtout pendant la saison froide (hivers de 1891 et de 1893 en particulier).

Une maladie transmissible ou contagieuse l'est seulement pour une ou quelques espèces animales. C'est le triste apanage de certaines espèces animales d'être réservées aux atteintes de telles ou telles maladies parasitaires. Ainsi, le charbon sévit sur le mouton, le bœuf, le cheval, l'homme, le cobaye et le lapin; il est rare chez le porc, qui le contracte difficilement. On dit que les autres espèces animales sont *réfractaires* au charbon. Lorsqu'une épidémie charbonneuse se manifeste dans une région, toutes les espèces réfractaires demeurent *indemnes.*

On appelle *étiologie* d'une maladie les modes de propagation de cette maladie et *prophylaxie* les moyens de se préserver de ses atteintes dans un milieu envahi, *contaminé*.

Les bactéries parasites, ayant fait choix d'un organisme capable de les nourrir, sécrètent certains produits, mal connus encore, les *virus*, dont l'action paralysante anéantit ou atténue, tout au moins, la résistance de leur hôte.

La *virulence* d'une bactérie connue ou non (charbon, rage) peut être atténuée dans des liquides nutritifs spéciaux appelés *cultures;* le virus ainsi transformé, *inoculé* à un organisme accessible à ces sortes de maladies (mouton, bœuf, dans le premier cas; homme, chien, dans le second cas), préservera cet organisme des atteintes sérieuses du mal et en diminuera l'effet : c'est là le principe de la *préparation des vaccins* et de la *vaccination*.

Nous avons pensé qu'il est nécessaire de définir au préalable ces termes divers dont l'application est courante aujourd'hui dans le langage de l'hygiène. La signification de chacun d'eux sera plus clairement établie encore, par l'étude d'une affection parasitaire type : la maladie du *charbon*, dont la connaissance parfaite est presque entièrement due à M. Pasteur et ses élèves, MM. Joubert, Chamberland et Roux.

I. — MALADIES CONTAGIEUSES DONT LE MICROBE PARASITAIRE EST CONNU

§ 1er. — CHARBON.

On a confondu longtemps sous ce nom plusieurs maladies des animaux. Le vrai charbon s'appela d'abord *fièvre charbonneuse;* il atteint le mouton, le bœuf, le cheval; rare chez le porc, il est assez facilement contracté par l'homme, chez qui on le connaissait sous le nom de *pustule maligne*.

Les lapins et les cobayes en sont aussi victimes.

Le charbon était surtout fréquent dans la Beauce, pays des nombreux troupeaux.

De 1849 à 1852, une Commission de l'association médicale d'Eure-et-Loir constata que, chez le bœuf, le mouton et le cheval, la maladie charbonneuse présente les mêmes symptômes (diminution d'appétit, manque de force), la même marche aggravante et que, de plus, la maladie se transmet non seulement des animaux malades aux animaux sains de la même espèce (de mouton à mouton), mais d'une espèce à une autre (du mouton au bœuf ou au cheval). Elle prouva aussi que la pustule maligne de l'homme n'est autre que la maladie du charbon.

Le charbon est inoculable — Les membres de la Commission d'Eure-et-Loir reconnurent qu'on peut transmettre le charbon à un animal en lui injectant sous la peau un peu de sang d'un animal atteint ou mort de la même maladie. Ils ont ainsi pratiqué une *inoculation*.

Caractères de la maladie. — Injectons un lapin avec un peu de sang d'un animal mort du charbon spontané. Après douze heures, il apparaît au point d'inoculation un œdème mou sans rougeur de la peau; l'animal émet des urines sanglantes et meurt en trente ou quarante heures. L'autopsie révèle une vive rougeur de l'intestin; le foie et la rate sont noirs et volumineux; la rate molle est quatre ou cinq fois plus grosse qu'à l'état normal. (D'où le nom de sang de rate donné à la maladie.)

Examen du sang au microscope. Bactéridie charbonneuse. — Le sang du lapin inoculé, comme celui du mouton mort spontanément, est noir, huileux. Au microscope, une goutte de sang montre les globules rouges devenus poisseux, déformés (p. 15, fig. 2) et les leucocytes très abondants.

En même temps, on aperçoit d'innombrables bâtonnets plus longs que larges, immobiles, en baguette, découverts en 1850 à Chartres, par Davaine et Rayer qui les décrivirent sans accorder une signification à leur présence.

Cependant, de 1850 à 1863, M. Pasteur démontra que la fermentation butyrique est due à un être figuré microscopique, qu'il appela ferment butyrique. Davaine, en 1863, considéra dès lors les bâtonnets du sang des animaux charbonneux comme des êtres parasites causant la maladie, et les appela *bactéridies charbonneuses*.

Etiologie du charbon. Elle est due à la multiplication de la bactéridie charbonneuse. — L'interprétation de Davaine n'était pas à l'abri de toute critique. Le rôle de la bactéridie du charbon ne devint indiscutable que le jour où M. Pasteur, avec la collaboration de M. Joubert, en entreprit des cultures spéciales avec toute la rigueur désirable.

MM. Pasteur et Joubert firent ces cultures dans des milieux artificiels. Dans de l'urine ou de la levure de bière, *stérilisées préalablement*, ils ensemencèrent une trace de sang d'un cobaye charbonneux; des flocons de bactéridies s'y développèrent. Avec cette première culture, ils ensemencèrent un ballon contenant 200 grammes de liqueur nutritive et y puisèrent, au bout de peu de temps, la semence pour un troisième ballon, et ainsi de suite pour une trentaine de ballons. En dernier lieu, ils obtinrent des *cultures de bactéridies absolument pures, ne renfermant aucun élément vivant autre que ce microbe* qui avait conservé sa *virulence;* injecté en effet, de temps à autre, à un cobaye, à un lapin, il leur communiquait le charbon.

MM. Pasteur et Joubert filtrèrent sur plâtre le sang charbonneux. *Alors que la culture non filtrée tuait un animal à très faible dose, la liqueur filtrée, injectée à la dose de plusieurs centimètres cubes ne pouvait tuer un animal identique.*

Nombre de médecins avaient prétendu qu'un poison, *un virus*, sécrété par la bactéridie était la cause de la maladie. S'il en eût été ainsi, le liquide eût dû contenir le virus et provoquer la maladie. Comme il n'en était pas ainsi, la *bactéridie charbonneuse était donc bien la cause du charbon.*

Nous avons vu (page 15) comment la bactéridie se développe, se multiplie et produit des spores bien plus résistantes que les bâtonnets aux variations de température.

Ces connaissances sont utiles pour comprendre certains faits touchant la propagation du bacille charbonneux.

L'étiologie du charbon préoccupa Davaine dès le jour où il eut découvert la bactéridie; il démontra que *les mouches jouent un rôle dans la propagation de la maladie.* En effet, ayant enfermé des mouches sous une cloche, avec du sang charbonneux, il les vit s'en nourrir et retrouva la bactéridie dans leur trompe. Il en déduisit que, dans les régions où se trouvent des animaux atteints ou morts du charbon, les mouches en suçant le sang ou les humeurs, en emportent des bactéridies qu'elles inoculent chez les animaux sains, soit en les piquant jusqu'au sang, soit en suçant quelque écorchure de leur peau.

La découverte, par Koch, des spores de la bactéridie et de leur résistance permit à M. Pasteur et à son collaborateur d'expliquer la propagation du charbon par les terrains dits *champs maudits* de la Beauce, de la Brie, etc., où il suffit qu'un berger fasse paître son troupeau pour que, en quelques heures, de nombreuses victimes y succombent.

La mortalité, considérable déjà quand on nourrit des moutons avec des herbages sur lesquels sont disséminées les spores de la bactérie charbonneuse, s'élève bien davantage quand sont joints à ces herbes des corps durs, des barbes d'épis, etc.; ces corps produisent dans la gorge et dans le trajet de l'intestin des égratignures par lesquelles les spores entrent dans le sang.

Les spores du charbon sont répandues en tous les points du sol qui ont reçu ces débris d'animaux charbonneux (sang, humeurs, chair en décomposition). — On appelle champs maudits les endroits de la Beauce, de la Sologne, de la Brie, où l'on enterre les cadavres des animaux charbonneux. En lavant un peu de terre recueillie dans ces champs et en cultivant dans du bouillon les êtres microscopiques qu'elle contient, M. Pasteur y trouva le bacille du charbon dont les spores pullulent dans ces terrains. La dissémination de la bactéridie sur une assez grande étendue, malgré le profond enfouissement des cadavres, est due à ce que le sang et les humeurs s'épanchent autour du cadavre; la bactéridie, ne se trouvant plus dans les conditions de sa végétation normale, a donné des spores que les vers de terre ont avalées et répandues partout, en particulier à la surface du sol où les vers abandonnent ces tortillons de terre bien connus qui ont séjourné dans leur intestin. Dans ces tortillons rejetés par les vers qui vivent dans les champs maudits, M. Pasteur a trouvé la bactéridie.

Modes de préservation contre le charbon. — On peut éviter aujourd'hui le charbon : par des mesures préservatrices ordinaires, ou par des mesures préventives (vaccination).

1° *Mesures préservatrices ordinaires.* — On isole l'animal malade et, après sa mort, on l'enfouit dans un champ clos de murs à fondations profondes et parfaitement maçonnées, de telle sorte que toute communication soit impossible entre ce lieu infesté de bactéridies et les espaces voisins. On détruit les objets souillés par l'animal et on désinfecte l'endroit où il a vécu, par l'acide phénique, un lait de chaux concentré, du sulfate de cuivre ou toute autre substance capable de tuer la bactéridie charbonneuse et ses spores [1].

2° *Mesures préventives. Vaccination.* — Un procédé bien autrement efficace est celui de la *vaccination* contre le charbon. Au laboratoire de M. Pasteur, on reconnut que les rares animaux atteints du charbon qui en guérissent ont acquis, pour un certain temps du moins, l'*immunité*, c'est-à-dire qu'ils peuvent impunément vivre au milieu d'un troupeau malade.

Une première atteinte du charbon pouvait-elle donc mettre à l'abri d'une récidive?

MM. Pasteur et Joubert pensèrent que, s'il était possible de diminuer l'action de la bactéridie sur les ani-

---

1. *Arrêté ministériel du 28 juillet* 1888 :

ARTICLE PREMIER. —Dans les cas de charbon (sang de rate, fièvre charbonneuse) ou charbon symptomatique, le préfet prend un arrêté, pour mettre sous la surveillance du vétérinaire sanitaire les animaux parmi lesquels la maladie a été constatée, ainsi que les locaux, cours, enclos, herbages et pâtures où ils se trouvent.

ART. 2.— La surveillance cesse quinze jours après la disparition du dernier cas de maladie.

ART. 3. — Aussitôt qu'un animal est reconnu malade, il est isolé et mis à l'attache.

ART. 4. — Le maire prescrit d'urgence les mesures suivantes dont il surveille l'exécution :

1° Destruction des cadavres en totalité ou enfouissement dans les conditions prescrites par l'article 4 du décret du 22 juin 1882, après que la peau a été tailladée.

2° Destruction, avec les cadavres, des parties de litières, de fourrages, etc., qui ont été souillées par les animaux malades.

3° Désinfection des locaux et tous emplacements où ont séjourné les animaux malades, ainsi que les objets qu'ils ont pu souiller.

ART. 5. — Il est interdit de hâter par effusion de sang la mort des animaux malades.

ART. 6. — Pendant toute la durée de la surveillance, les animaux sains qui ont été exposés à la contagion ne peuvent

maux enclins à contracter la maladie, *d'atténuer la virulence du microbe*, peut-être pourrait-on, par une maladie préventive peu intense, préserver les moutons, les bœufs, etc., d'une atteinte ultérieure.

C'est là le principe de la vaccination préventive.

Les savants observèrent *qu'à 42°, la bactéridie vit mal dans le bouillon; ses filaments sont grêles et* il ne **s'y forme pas de spores.**

Au bout de deux jours de culture à 42°, la bactéridie tue encore le mouton ; au bout de huit jours, elle le rend seulement malade; après vingt jours, elle ne tue même plus le lapin.

On cultive cette bactéridie dont la virulence est affaiblie, dans du bouillon à 33°. Plus longtemps la bactéridie a vécu à 42°, plus la culture fille qui en provient est inoffensive.

être vendus que pour la boucherie. — Dans ce cas, il est délivré un laissez-passer qui est rapporté au maire dans le délai de cinq jours avec un certificat attestant que les animaux ont été abattus. Ce certificat est délivré par l'agent préposé à la police de l'abattoir ou par l'autorité locale dans les communes où il n'existe pas d'abattoir.

Art. 7. — Il est interdit, pendant cette période de surveillance, d'introduire dans les troupeaux, bergeries, écuries, pâturages, etc..., infectés, de nouveaux animaux des espèces ovine et bovine, s'il s'agit de sang de rate ou fièvre charbonneuse ou de nouveaux animaux de l'espèce bovine s'il s'agit de charbon symptomatique.

Exception est faite pour les animaux qui ont été soumis à l'inoculation préventive.

Art. 8. — Les propriétaires qui voudront mettre en œuvre l'inoculation préventive devront en faire préalablement la déclaration au maire de leur commune. Un certificat du vétérinaire opérateur, indiquant la date à laquelle l'inoculation a été terminée et le nombre et l'espèce des animaux inoculés, est remis au maire immédiatement après l'opération. Le maire informe simultanément le préfet et le vétérinaire sanitaire de la circonscription; celui-ci, pendant une durée de quinze jours, non compris celui de la dernière opération, aura les animaux inoculés sous sa surveillance. Pendant la durée de cette surveillance, il est interdit de se dessaisir des animaux inoculés pour aucune destination.

On peut établir *une échelle de virulence* parmi ces cultures; on inocule celle qui est capable de rendre malades les animaux, *sans les tuer*.

Mais les animaux d'un même troupeau n'ont pas la même réceptivité; les uns, plus vigoureux, résistent mieux à l'inoculation; les autres pourraient périr. Afin d'éviter cet inconvénient, on fait la vaccination en deux fois. Une première fois, inoculation d'un virus très faible; au bout de douze jours, inoculation d'un virus capable de donner la fièvre au mouton sans le tuer.

L'*immunité n'est acquise* que quelques jours après la seconde injection. Alors l'animal peut être injecté avec la bactéridie charbonneuse dans toute sa virulence et avaler impunément des spores; il n'en est même pas incommodé, il *demeure indemne.*

Ces faits ayant été rigoureusement établis par l'expérience, M. Pasteur procéda à des inoculations de plus en plus nombreuses de troupeaux de bœufs et de moutons. Il fit remarquer par les propriétaires intéressés que, si la moitié d'un troupeau était vaccinée, la mortalité des animaux opérés atteignait moins de 1 pour 100, alors que celle des animaux non vaccinés était de 10 pour 100 et souvent même supérieure.

C'est l'une des plus belles conquêtes scientifiques de notre siècle.

L'*immunité contre le charbon a une durée limitée:* quatre ans pour quelques animaux, deux ans ou moins pour d'autres. Aussi doit-on vacciner tous les ans les animaux capables de contracter la maladie (bœufs et moutons surtout).

De ce qui précède il résulte que :

1° *La maladie du charbon est due au développement d'un microbe, parasite dans le corps d'animaux doués de réceptivité pour cette affection;*

2° *Cette maladie ne saurait exister sans la présence de la bactéridie charbonneuse;* elle est transmissible par la diffusion des bâtonnets et des spores du microbe dans les herbages que pâturent les moutons et les bœufs; elle pénètre ainsi dans le tube digestif des animaux sains : c'est par les voies digestives que s'opère le plus ordinairement la contagion, moins souvent par les piqûres des mouches charbonneuses.

3° *Tout animal, doué de réceptivité pour la bactéridie charbonneuse, qui a été vacciné préventivement, est, au moins pendant un an, à l'abri de toute atteinte de ce parasite dangereux.*

§ 2. — TUBERCULOSE

De toutes les maladies contagieuses, la tuberculose est la plus redoutable, puisqu'elle cause à elle seule plus de mal que toutes les autres maladies transmissibles et contagieuses ensemble. Sur 850,000 *décès* qui ont lieu chaque année en France, plus de 160,000 sont occasionnés par la tuberculose [1], soit $\frac{1}{6}$ environ de la mortalité générale, proportion effrayante et cependant plus forte encore dans les grandes villes, où elle atteint $\frac{1}{5}$ ou $\frac{1}{4}$.

Ainsi à Paris	En 1889	En 1890
la mortalité totale a été..........	54.083	56.660
— par tuberculose a été..	11.554	12.586
Proportion pour 100 :	21.4	22.2

Aucune maladie n'étant comparable à la tuberculose par ses ravages, aucune famille presque n'étant épargnée par ce terrible fléau, il nous a semblé indispensable de faire connaître, mieux que pour toute autre, la nature de cette maladie, sa propagation et les moyens de la combattre avec efficacité.

1. Mortalité annuelle: par tuberculose, 160,000; par variole, 12,000; par rougeole, 15,000; par scarlatine, 6,000; par diphtérie, 18,000; par fièvre typhoïde, 15,000.

La tuberculose atteint l'homme et un grand nombre d'espèces animales : le bœuf, le porc, les volailles en sont les plus fréquentes victimes. Elle fait élection de domicile en des points différents de l'organisme (poumon, foie, rein, rate, ganglions lymphatiques, etc.) ; elle a son siège le plus habituel dans l'appareil respiratoire : on l'appelle alors *phtisie pulmonaire* et les personnes atteintes sont dites *poitrinaires*.

Caractères de la tuberculose. — Les malades deviennent pâles, très maigres, perdent leurs forces et s'éteignent en peu d'années, souvent en quelques mois. La tuberculose pulmonaire ou phtisie consiste dans le développement, au sein des poumons, de petits *tubercules*, ayant la grosseur d'une tête d'épingle. Ces lésions peuvent se multiplier, et la maladie prend un caractère grave lorsqu'elles se résolvent en pus qui s'écoule et augmente l'étendue de la surface pulmonaire contaminée. Alors le malade rejette d'abondants crachats. La maladie disparaît s'il se forme autour de chaque tubercule une sorte de calcification (dépôt de phosphate de chaux), qui isole les éléments malades des parties saines du poumon.

La phtisie pulmonaire n'est donc pas une maladie incurable.

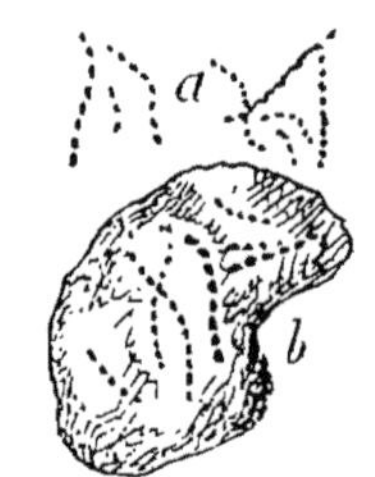

Fig. 16. — **Bacille de la tuberculose.** — *a*, bacilles isolés; *b*, bacilles vus dans une cellule du poumon (grossissement : 800).

La tuberculose est une maladie infectieuse, parasitaire, causée par un microbe. — Le Dr Villemin, professeur au Val-de-Grâce, a démontré, en 1867, que la tuberculose est une maladie virulente, transmissible par inoculation. Koch a découvert en 1882 le bacille de la tuberculose (bacille de Koch), en forme de bâtonnets ayant en moyenne 4 à 5 millièmes de millimètre de long et 0,5 millième de mill. de large (*fig.* 16).

Suivant la méthode de M. Pasteur, le bacille de la

tuberculose a été cultivé dans du bouillon glycériné et ses cultures pures, inoculées à des vaches, des lapins, des volailles, ont suscité chez ces animaux la production de tubercules.

Transmissibilité de la tuberculose [1].

Le microbe de la tuberculose pénètre dans l'organisme par les voies aériennes avec l'air inspiré, par le canal digestif avec les aliments, par la peau et les muqueuses à la suite d'écorchures, de piqûres, de plaies et d'ulcérations diverses.

La source contagieuse la plus fréquente et la plus redoutable réside dans les crachats de phtisiques. A peu près inoffensifs tant qu'ils restent à l'état liquide, c'est surtout lorsqu'ils sont réduits en poussière qu'ils deviennent dangereux. Ils revêtent promptement cette forme lorsqu'ils sont projetés sur le sol, les planchers, les carreaux, les murs; lorsqu'ils souillent les vêtements, les couvertures, les objets de literie, les rideaux, etc., lorsqu'ils sont reçus dans des mouchoirs, des serviettes, etc.

C'est alors que, desséchés et pulvérulents, ils sont mis en mouvement par le balayage et l'époussetage, le battage et le brossage des étoffes, des meubles, des couvertures, des vêtements. Cette poussière suspendue dans l'air pénètre dans les voies respiratoires, se dépose sur les surfaces cutanées et muqueuses dépouillées de leur vernis épidermique, sur les objets usuels servant aux usages alimentaires, et devient ainsi un danger permanent pour les personnes qui séjournent dans l'atmosphère ainsi souillée.

« *Des faits analogues au suivant doivent se reproduire très souvent : A Paris, dans une grande administration et dans un bureau qui comptait 22 employés, il entra deux phtisiques en 1878; ils y vécurent plusieurs années, toussant et crachant sur le plancher, dans ce local exigu et mal aéré. Les employés arrivaient au bureau de bonne heure, au milieu d'un air chargé des poussières du balayage du matin. 13 d'entre eux plus les 2 phtisiques ont succombé à la phtisie de 1884 à 1889. Total, 15 morts sur 22 personnes vivant dans cette atmosphère confinée et chargée de microbes tuberculeux provenant des crachats desséchés des deux premiers phtisiques!* » (Cornil, Académie de médecine, 3 novembre 1889).

Le principe contagieux de la tuberculose se trouve aussi dans les déjections des phtisiques, soit qu'il provienne de lésions

1. Instructions au public, rédigées par le Congrès contre la tuberculose (1888).

intestinales, soit qu'il vienne des crachats avalés par les malades. Très fréquemment, ceux-ci sont atteints de diarrhée, souillent leurs draps de lit et leur linge, et créent ainsi une source d'infection contre laquelle il importe de se mettre en garde.

Toutefois, le phtisique n'est aucunement dangereux par son contact, ni par son voisinage : ni sa personne, ni son haleine ne sont nocifs : on peut causer avec lui de longues heures, vivre avec lui pendant des années, et lui donner les soins les plus constants sans courir de risque sérieux, à la condition de prendre certaines précautions exposées plus loin.

La tuberculose peut se propager encore par *la chair des animaux tuberculeux*, par *le lait des vaches phtisiques*. Une rigoureuse surveillance dans les abattoirs s'impose absolument à ce sujet.

Loin de se taire sur le danger de la contagion de la tuberculose, il faut le proclamer bien haut ; on ne prendra jamais assez de précautions pour l'éviter ; quoi que nous fassions, nous ne ferons jamais trop. M. Brouardel, sur 100 autopsies d'individus au-dessus de trente-cinq ans, a trouvé soixante-quinze fois des tubercules guéris ou en évolution. Sur les 100 individus, il y a eu 75 contagionés.

Dans un peu plus de la moitié des cas, la tuberculose s'attaque à des sujets originaires d'ascendants tuberculeux (*hérédité*). Mais la *transmission héréditaire directe* est heureusement un fait très rare. *Les dernières recherches ont démontré que l'enfant qui naît d'une mère ou d'un père tuberculeux n'apporte presque jamais en naissant le microbe de la tuberculose.*

Ce que les parents tuberculeux transmettent à leurs enfants, c'est une constitution débile, un milieu organique favorable au développement du bacille, si le bacille vient à être absorbé par eux ; et comme les enfants vivent sous le même toit que leurs parents, ils sont dans les conditions les plus favorables pour recevoir le germe de la maladie. C'est là le danger ; nous en devons chercher le remède.

Prophylaxie. — La tuberculose, étant due à l'invasion d'un microbe, est une maladie *évitable* comme le charbon; c'est aussi une maladie *guérissable* quand elle est soignée à temps.

Les moyens propres à enrayer la contagion, adoptés en 1888 à l'unanimité, par le Congrès contre la tuberculose, sont les suivants :

1° Il importe surtout de recueillir les crachats des malades et de ne pas attendre, pour les détruire, qu'ils se soient desséchés et répandus en poussière dans l'atmosphère.

Les phtisiques doivent toujours expectorer dans un crachoir contenant une certaine quantité de liquide antiseptique et non des matières pulvérulentes comme le sable, le son, les cendres, qui, sous l'influence d'un courant d'air, peuvent contribuer à répandre le bacille dans l'appartement.

Les crachoirs doivent être chaque jour vidés dans le feu, nettoyés à l'eau bouillante additionnée de carbonate de soude. Jamais on ne doit en jeter le contenu sur les fumiers, ni dans les cours, où ils peuvent tuberculiser les volailles, être dilués par les eaux de pluie qui disperseraient ainsi le bacille, risquant d'infecter les eaux de boisson.

2° On ne doit pas laisser sécher le linge maculé par les déjections des tuberculeux, mais le tremper et le faire séjourner quelque temps dans l'eau bouillante avant de le livrer au blanchissage, ou bien le brûler.

Éviter de coucher dans le lit d'un tuberculeux et habiter sa chambre le moins possible, *si de minutieuses précautions n'ont été prises contre les crachats et contre les souillures de son linge par ses déjections.*

Obtenir que les chambres d'hôtel, les maisons garnies, les chalets, les villas, etc., occupés par les phtisiques dans les villes d'eaux et les stations hivernales, soient meublés et tapissés de telle manière que la désinfection y soit facilement et complètement réalisée après le départ de chaque malade;

3° Ne se servir des objets contaminés par les tuberculeux (linge, literie, vêtements, objets de toilette, tentures, meubles, jouets) qu'après désinfection préalable (étuve sous pression, ébullition, vapeurs soufrées, peinture à la chaux).

4° Si les crachats des phtisiques, ainsi que leurs excrétions, sont l'origine la plus commune des tuberculoses acquises, ils n'en sont pas la seule.

Le parasite de la maladie peut se rencontrer dans le lait, la viande et le sang des animaux malades, qui servent à l'alimentation de l'homme (bœuf, vache surtout, lapin, volailles).

(*a*) Le lait, dont la provenance est le plus généralement inconnue, doit attirer spécialement l'attention des mères et des nourrices, en raison de l'aptitude des jeunes enfants à contracter la tuberculose. (Il meurt annuellement à Paris plus de 2,000 tuberculeux âgés de moins de deux ans.)

La mère tuberculeuse ne doit pas nourrir son enfant, elle doit le confier à une autre nourrice bien portante, *vivant à la campagne*, dans une maison non habitée par des phtisiques où, avec les meilleures conditions hygiéniques, les risques de contagion tuberculeuse sont beaucoup moindres que dans les villes.

L'allaitement au sein étant impossible, *si on le remplace par l'allaitement avec le lait de vache, celui-ci doit toujours être bouilli.*

(*b*) *La viande des animaux tuberculeux doit être prohibée.* Le public a tout intérêt à s'assurer si l'inspection des viandes exigée par la loi est régulièrement et rigoureusement exercée.

(*c*) *L'usage d'aller boire du sang dans les abattoirs est dangereux. Il est du reste sans efficacité.*

5° Sont particulièrement aptes à contracter la tuberculose :

(*a*) Les personnes nées de parents tuberculeux ou appartenant à des familles qui comptent plusieurs membres frappés par la tuberculose.

(*b*) Celles qui sont débilitées par les privations et les excès. L'abus des boissons alcooliques est particulièrement néfaste.

(*c*) Sont aussi prédisposés à la tuberculose les individus atteints ou en convalescence de rougeole, de coqueluche, de variole, et surtout les diabétiques.

Lutte contre la tuberculose déclarée. — Toutes les prescriptions qui précèdent ont seulement pour but d'empêcher la propagation de la tuberculose. Est-il possible de combattre efficacement la tuberculose déclarée? La médecine est-elle en possession d'un remède sûr contre une semblable maladie?

Malgré le bruit considérable fait en Allemagne au sujet de la lymphe de Koch comme vaccin de la tuberculose, on ne connaît jusqu'ici, pour combattre la tuberculose déclarée, que des mesures d'hygiène qui, dans un certain nombre de cas et dans des conditions climatériques particulières, ont une efficacité incontestable. Le séjour prolongé sur le bord de la mer, à l'abri des vents froids, dans un climat doux comme celui de France, de l'air pur à profusion, de l'espace, du mouvement, de la lumière, de la chaleur et une bonne alimentation sont les conditions propres à assurer la guérison de la phtisie pulmonaire chez les personnes même sérieusement atteintes, ou à en assurer la préservation chez les sujets prédisposés.

D'après ces observations, une première maison de santé maritime (Sanatorium) a été ouverte pour les enfants pauvres à Berck-sur-Mer, en 1867, grâce à l'intervention du Dr Bergeron. D'autres ont été établies à Arcachon (1887) et à Banyuls-sur-Mer (1888) : elles sont dues à l'intelligente activité du Dr Armaingaud, dont on ne saurait trop louer et encourager les efforts.

Au Sanatorium d'Arcachon, les résultats obtenus en 1887 et 1888 sur 100 enfants atteints de scrofule généralisée, de tuberculose, etc., ont été les suivants :

Guérison, 86; *amélioration*, 14.

§ 3. — DIPHTÉRIE

La diphtérie est l'une des affections microbiennes les plus redoutables; elle siège, soit dans la gorge (angine diphtérique, *angine couenneuse*), soit dans le larynx (*croup*), soit dans la trachée-artère et les bronches (bronchite diphtérique).

Elle exerce ses ravages surtout dans les grandes villes; elle cause annuellement : à Paris, 1,900 décès; en France, 18,000 ; en Allemagne, encore plus.

Cette maladie frappe aussi les lapins, cobayes, chats, poules, pigeons, perruches, etc.

Caractères de la diphtérie. — Elle se manifeste sous la forme de fausses membranes (exsudations fibrineuses), qui apparaissent principalement à la surface des muqueuses voisines des orifices respiratoires, ou sur la peau blessée. Ces membranes blanchâtres, déposées autour du pharynx et du larynx, tendent à obstruer l'orifice de la trachée-artère ; si elles ne sont pas enlevées au plus vite, par une opération médicale ou par des efforts pénibles de toux, le malade meurt asphyxié.

Le nombre des victimes est grand surtout chez les

enfants de cinq à six ans; outre une respiration extrêmement pénible, le malade a une voix rauque, les ganglions du cou tuméfiés, une toux constante; la face est plus violacée à mesure que l'asphyxie est plus complète. L'opération de la trachéotomie est indispensable, si les badigeonnages de la gorge, effectués par le médecin, demeurent sans effet.

La diphtérie a pour cause la multiplication d'une bactérie; c'est, en outre, une maladie toxique. — Klebs et Löffler ont découvert le bacille de la diphtérie en montrant que ce bacille, inoculé aux lapins, pigeons, etc., y détermine l'apparition de fausses membranes. Roux et Yersin ont établi que le *bacille de Klebs* reste localisé aux points qu'il a envahis, et ne pénètre qu'exceptionnellement dans les viscères.

Toutefois le bacille peut former des colonies nombreuses dans la gorge, le larynx; partout où il se fixe, il provoque la production de *fausses membranes*.

Un caractère qui différencie ce microbe de la bactéridie charbonneuse, c'est qu'une culture de la bactéridie charbonneuse, filtrée à travers le plâtre, est inoffensive (le microbe seul est l'agent actif), tandis qu'une culture du bacille de la diphtérie, isolée du bacille par filtration, renferme une plus ou moins grande quantité de poison ou *toxine*. Cette toxine sécrétée par le bacille diphtérique a diffusé lentement dans le bouillon de culture ; elle est capable de paralyser un animal doué de réceptivité auquel on l'inocule.

Le bacille diphtérique est localisé; mais, en raison de l'intoxication produite par sa sécrétion, la maladie qu'il engendre est générale.

En résumé, le bacille diphtérique agit de deux manières sur l'homme ou l'animal atteint :

1° Par la sécrétion de fausses membranes provoquée par la présence du bacille de Klebs sur la muqueuse des voies respiratoires (le plus souvent);

2° Par la diffusion, dans tout l'organisme, d'une substance toxique sécrétée par le même bacille, toxine qui, agissant lentement ou rapidement, provoque la paralysie des muscles (en particulier des muscles respiratoires) du malade qui succombe asphyxié.

Étiologie de la diphtérie. — Les fausses membranes renferment le bacille diphtérique qui, très virulent, aérobie, toxique, possède encore le désastreux avantage de résister assez longtemps aux antiseptiques, à la chaleur et au temps.

Il faut à tout prix éviter la propagation des fausses membranes dont les fragments desséchés peuvent être transportés par l'air, se fixer dans les tapis, couvertures, objets de lingerie, etc.

Le danger couru est extrême pour les personnes appelées à soigner les malades, pour celles qui succèdent dans un appartement à une personne atteinte de la diphtérie, pour celles qui habitent une maison dont l'installation est mauvaise.

M. X... arrivait d'Écosse avec sa famille en parfaite santé. Il loua dans Highbury, au nord de Londres, une vaste maison, en stipulant que les lieux lui seraient remis en excellent état au point de vue sanitaire. Le propriétaire, qui était en même temps le constructeur, assura, dans une lettre signée de lui, « que la maison était dans un état sanitaire parfait ». Le 6 août, deux des enfants sont atteints de diphtérie; la femme de chambre est atteinte à son tour, puis quelques jours après deux autres enfants, une autre domestique, la sœur, la femme et une petite fille du locataire. Une seule des personnes habitant la même maison fut épargnée; plusieurs guérirent, mais le résultat final fut la mort de cinq personnes en quinze jours, à savoir la femme du locataire et quatre de leurs enfants.

Une expertise montra que le siphon de l'égout placé au-dessous de la cuisine et recevant les eaux de la laverie et des bains était complètement ruiné; il y avait par suite communication directe entre l'égout public et la maison.

Prophylaxie. — Les moyens prophylactiques recommandés sont insuffisants jusqu'ici à préserver absolument l'homme de l'atteinte de la maladie. Malgré leur insuffisance, ces moyens doivent être rigoureusement appliqués. Ils consistent à traiter préalablement par une solution phéniquée tous les objets touchés par le malade, ou mieux à les passer à l'étuve à 120° pendant au moins vingt minutes, s'il est possible; à enlever de la chambre du malade, dès les premiers symptômes, tous les objets capables d'emmagasiner des poussières et les fragments de fausses membranes desséchées.

La personne appelée à soigner le malade devra : éviter de recevoir les fragments de fausses membranes qu'il projette dans ses accès de toux; se laver toujours à l'eau phéniquée, surtout les mains et le visage; prendre une alimentation saine et abondante, car toutes les maladies contagieuses frappent de préférence les individus débiles.

Vaccination contre la diphtérie. — Il n'existe pas encore pour l'homme de vaccination préventive contre la diphtérie; pour les animaux, la découverte en est toute récente. Le sérum des animaux immunisés ne tue pas les bacilles, mais détruit leurs toxines; malheureusement, pour préparer le vaccin préservateur pour une espèce animale, on a dû se résigner à perdre un certain nombre des individus soumis à l'inoculation, risque auquel on ne peut s'exposer avec l'homme.

§ 4. — FIÈVRE TYPHOIDE

Le nombre des personnes atteintes de la fièvre typhoïde, en France, est de plus de 100,000, dont 15 à 16,000 succombent. Les sujets doués de la réceptivité la plus grande sont âgés de vingt à vingt-cinq ans; c'est donc dans la partie adolescente de la population que la fièvre typhoïde exerce surtout ses ravages.

Quand le malade guérit, il entre dans une longue période de convalescence et demeure pour longtemps exposé, par sa débilité, aux attaques des autres maladies contagieuses.

La fièvre typhoïde est causée par le bacille typhique, dit bacille d'Eberth. — Eberth et Klebs ont donné récemment la description exacte du bacille de la fièvre typhoïde. Ce bacille (fig. 17) a la forme de bâtonnets courts à extrémité arrondie, se rencontre dans la rate, les ganglions lymphatiques et dans l'intestin surtout, où les glandes en tube et les plaques de Peyer sont leur principal siège d'élection.

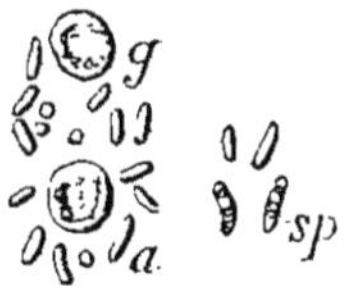

Fig. 17. — **Bacille de la fièvre typhoïde** (*bacille d'Eberth*). *a*, bacilles vus dans le sang; *g*, globules du sang; *sp*, spores obtenues par culture du bacille sur la gélatine (grossissement 1500).

Au début de l'ulcération des plaques de Peyer, ils sont nombreux ; plus tard, ils deviennent plus rares et d'autres microbes envahissent les lésions qu'ils ont produites.

Le bacille d'Eberth pénètre de l'intérieur du tube digestif à travers sa paroi jusque dans le sang, où on le rencontre très abondant entre les globules rouges. Il abonde dans les déjections de l'intestin, au milieu desquelles il peut vivre encore plus de quinze jours.

Cultivable sur la gélatine, sur des tranches de pomme de terre préalablement stérilisées, le bacille typhique s'y développe activement et donne des spores à 38°.

Mais, comme on n'a pas encore réussi à inoculer la maladie aux animaux, il est impossible, quant à présent, de tenter des expériences en vue de la vaccination contre la fièvre typhoïde.

Étiologie de la fièvre typhoïde. — Endémique dans les grands centres, la fièvre typhoïde prend par intervalles le caractère épidémique sous l'influence de causes diverses; elle sévit alors dans les petites villes et les campagnes.

Elle se propage le plus ordinairement par l'eau de boisson, moins souvent par l'air que nous respirons.

Les déjections d'un malade sont-elles jetées sur le fumier ou dans des fosses d'aisances dont le contenu est incomplètement isolé du sol, le linge de corps du malade est-il lavé sans précautions préalables, alors le microbe de la fièvre typhoïde, entraîné par les eaux de pluie, d'infiltration ou de lavage, envahit la nappe d'eau souterraine qui alimente les puits, ainsi que les cours d'eau où le linge a été nettoyé.

Le bacille de la fièvre typhoïde ainsi diffusé s'introduit dans le tube digestif de toutes les personnes qui puiseront de l'eau à la source contaminée et la maladie, préalablement localisée dans une chambre, s'étendra à toute une localité. 90 pour 100 des cas de fièvre typhoïde sont dus à l'absorption d'eau qu'on croyait potable, mais qui était infestée de bacilles typhiques.

A Auxerre, en 1879, la fièvre typhoïde sévit avec violence. M. Dionis des Carrières remarque que les seules personnes atteintes sont celles qui reçoivent leur eau de la source du Vallan. Or, dans une maison située au-dessus de cette source était venue mourir une personne qui avait pris la fièvre typhoïde à Paris. Pour vérifier si, de cette maison, les infiltrations pouvaient aller jusqu'à la source du Vallan, M. Dionis verse de la fuchsine dans la cour de la maison; vingt minutes après, la source contenait la matière colorante.

Une famille parisienne s'installe dans une maison de Pierrefonds en 1886. Trois jeunes filles et une bonne meurent de la fièvre typhoïde; la maison tirait son eau d'un puits dans lequel MM. Chantemesse et Vidal reconnurent la présence du bacille d'Eberth. La maison était le siège permanent de la maladie. Le puits maudit a été comblé, mais trop tard, hélas!

A Paris, le service des eaux substitue en été, chaque année, pendant une vingtaine de jours, de l'eau de Seine à l'eau de source pour l'alimentation de quelques arrondissements; or, il est toujours constaté une recrudescence de la mortalité par fièvre typhoïde dans ces circonscriptions, quelques jours après la substitution[1].

La contamination de *l'air* par le bacille typhique, entraîné dans les poussières par la dessiccation des déjections humaines, fait plus rarement des victimes.

Influences prédisposantes. — Une fois introduit dans l'organisme, le bacille d'Eberth s'y développe seulement quand les conditions sont favorables à son développement. Les causes qui prédisposent les individus à la fièvre typhoïde sont : la viciation de l'air, la malpropreté sous toutes ses formes, l'alimentation insuffisante et malsaine, les chagrins, etc.

Prophylaxie. —Elle consiste uniquement jusqu'ici en des mesures préventives [2], consistant *à éviter le contact*

---

1. Décès pour 100,000 habitants, dus à la fièvre typhoïde, en différentes villes d'Europe qui vidangent à l'égout, comparativement à Paris qui hésite à généraliser ce système :

	DANZIG	LONDRES	BRUXELLES	PARIS
	—	—	—	—
En 1875..........	3,2	2,5	1,9	5,3
En 1879..........	1,7	2,5	1,9	5,3
En 1880..........	0,74	2,3	1,5	5,9
En 1882..........	»	»	1,5	**14,3**
En 1883..........	»	»	»	8,8
En 1885..........	3,3	1,7	1,9	6,3
En 1886..........	2,1	1,7	2,9	4,6

2. Mesures à prendre en cas de maladie. (Instructions du Conseil d'hygiène de la Seine.)

1° **Le malade doit être isolé**, autant que possible, **des autres habitants de la maison**.

Les personnes appelées à lui donner des soins doivent seules pénétrer dans la chambre, dont l'entrée est sévèrement interdite aux enfants et aux jeunes gens. Les personnes soignant le malade feront bien de se laver à l'eau phéniquée (10 grammes par litre d'eau).

2° **Aération de la chambre.** — La chambre doit être facile à aérer; les tentures, rideaux et tapis doivent en être retirés ; le lit doit être, autant que possible, placé au milieu de la chambre.

des déjections humaines et la souillure des objets de literie ou des vêtements, à veiller à la pureté de l'air et de l'eau d'alimentation.

En ce qui regarde la pureté de l'air, l'atmosphère de la maison ne doit pas communiquer directement avec l'air de la fosse ou de l'égout où se rendent les matières excrémentitielles.

Pour purifier l'eau, il faut la faire bouillir longtemps et l'aérer, ou mieux, la filtrer à travers un filtre Chamberland ou Garros (page 28).

L'emploi d'eaux pures pour l'alimentation à Rennes date de 1882 ; la mortalité par fièvre typhoïde a baissé, depuis lors, de 43,4 à 2,67 pour 10,000 habitants.

3° **Désinfection des déjections.** — Toutes les déjections du malade, avant d'être portées de la chambre aux latrines, doivent être désinfectées au fur et à mesure par une solution de chlorure de zinc (50 grammes par litre d'eau). Cette solution sera également employée à laver largement les latrines, chaque fois que des déjections y auront été jetées.

4° **Désinfection des vêtements.** — Tous les vêtements de corps, tous les linges de literie ayant servi au malade, avant d'être portés hors de la chambre, doivent être plongés dans une solution d'acide phénique (20 grammes par litre d'eau), et donnés immédiatement au blanchissage.

5° **Assainissement de la chambre.** — Lors du départ ou de la guérison du malade, on place dans la chambre, sur un lit de sable, une terrine contenant quelques charbons allumés sur lesquels on met une quantité de soufre concassé, proportionnelle à la capacité de la pièce (20 grammes par mètre cube). Mais il faudra toujours faire précéder cette inflammation du soufre par un dégagement de vapeur d'eau dans la pièce, en faisant bouillir de l'eau pendant une heure au moins, dans un vase découvert et à large surface, afin de fixer les vapeurs sulfureuses et de les empêcher de s'échapper par les fissures de la pièce. La chambre restera fermée pendant vingt-quatre heures. Passé ce délai, les objets de literie et les vêtements contenus dans cette chambre doivent être nettoyés avec le plus grand soin.

La chambre doit être largement lavée ou lessivée à l'eau phéniquée (20 grammes par litre d'eau).

Cette chambre ne sera réhabitée qu'après avoir été largement aérée au moins pendant une semaine.

§ 5. — CHOLÉRA ASIATIQUE

Cette terrifiante maladie, endémique dans le delta du Gange, se répand presque chaque année dans l'Inde. Inconnue en Europe jusqu'au commencement de ce siècle, elle y a fait six apparitions (1831, 1853, 1865, 1873, 1884, 1892); les deux premières se sont propagées lentement par terre (Chine, Perse, Russie, Allemagne, France), tandis que les dernières nous sont parvenues beaucoup plus vite par mer.

Microbe du choléra asiatique. — La marche essentiellement épidémique et contagieuse du choléra indique que la cause en est due à la dissémination d'un microbe découvert en 1883 par Koch : le *bacille virgule* (fig. 18).

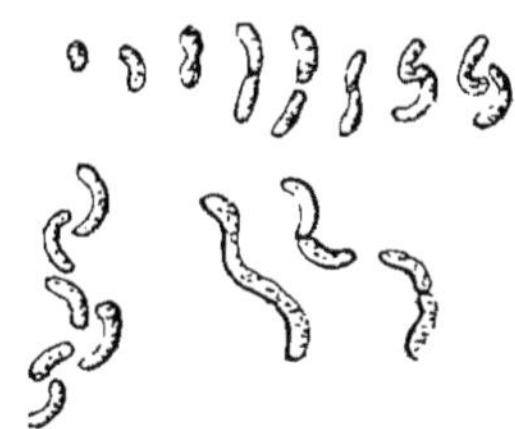

Fig. 18. — **Bacille du choléra** (*bacille virgule de Koch*). Diverses formes qu'il présente dans son accroissement et sa division cellulaire (Grossissement : 12 000.)

Ce parasite ne peut être aperçu qu'avec un microscope grossissant douze à quinze mille fois. Il est courbé en arc, a 2 millièmes de millimètre de long et 0,6 à 0,7 millièmes de mill. de large. Disposé en chaînes ou en chapelets contournés, il se trouve en abondance dans les déjections des cholériques. Il met à vif la paroi congestionnée de l'intestin et pénètre dans les glandes intestinales. On ne l'a pas encore trouvé dans le rein, les urines, ni dans le sang.

Cultivé sur la gélatine, il s'y développe le mieux entre 30 et 40°; au-dessous de 16°, il végète lentement. A 10°, il est encore vivant. Il est *aérobie* : la privation d'air le tue en quelques jours. Dans l'eau distillée, il meurt en dix heures; dans l'eau de boisson, il peut vivre pendant sept jours; il pullule dans les flaques d'eau riches en matières organiques. Ces conditions de température élevée et de milieu se trouvent trop bien réalisées pour le microbe du choléra dans les eaux stagnantes de l'Inde (ce qui explique qu'il y soit endémique).

Les animaux paraissent réfractaires au choléra ; cependant on a provoqué des accès cholériformes en injectant directement le microbe dans le duodénum de cobayes, de chiens, etc.

Etiologie du choléra. — Lors de l'épidémie de 1832, on avait déjà remarqué que le vent n'avait pas d'influence sur la marche du choléra qui envahissait l'Europe par petites étapes.

L'air et le soleil atténuent et tuent bientôt les microbes.

Les bacilles virgules conservent toute leur virulence lorsqu'ils sont emprisonnés dans des vêtements empaquetés, des ballots de marchandises, dans la cale sombre et humide d'un navire.

L'agent propagateur par excellence du choléra est l'eau des rivières qui a servi à laver le linge des cholériques chargé de déjections, ou l'eau de pluie qui a délayé les excréments des cholériques abandonnés sur la terre, le fumier, etc.

En 1884, le choléra atteignit le Nord de la France, à l'automne ; l'hiver arrêta ses ravages ; seul un point du territoire continuait à fournir des cas de choléra. Il était à craindre qu'au retour des chaleurs l'épidémie prît un nouveau développement. Le docteur Charrin fit une enquête et reconnut que le village de Guilvinec, siège de l'épidémie, est bâti sur du sable de dune ; le roc est à 1 m. 50 du niveau du sol. Dans le lavoir, on avait lavé du linge ayant appartenu à des cholériques ; l'eau du lavoir s'était infiltrée dans le sable et avait infesté tous les puits : sur 1,500 habitants, 73 étaient morts du choléra.

M. Charrin fait boucher les puits ; l'épidémie s'arrête. Il rentre à Paris fier de son succès. Au bout de quinze jours, le choléra reparaît à Guilvinec. Le docteur y retourne et constate qu'un des puits a été déblayé ; il le fait combler à nouveau ; cette fois, l'épidémie est définitivement supprimée.

Prophylaxie. — Elle consiste uniquement en des mesures préventives (quarantaine rigoureuse pour les navires sur lesquels se produit un cas de choléra douteux ou réel).

Les précautions à prendre sont identiques à celles qui sont prescrites pour la fièvre typhoïde (page 121). L'eau d'alimentation doit être longuement bouillie ou filtrée au filtre Garros.

Mode d'action du bacille virgule. Vaccination anticholérique (?). — Le bacille de Koch, comme celui de la diphtérie, sécrète aussi une toxine, une *ptomaïne* très active, dont l'effet est la mort foudroyante constatée chez certains cholériques.

Avant même que le bacille ait eu le temps d'attaquer sérieusement l'intestin, la ptomaïne qu'il sécrète a pénétré dans le sang et cause les crampes qui caractérisent cette maladie.

Le microbe, cultivé dans une série de ballons, s'atténue de lui-même. Le docteur Gamaleïa, opérant sur des cobayes et des pigeons, a remarqué que le virus atténué préserve l'animal contre le virus fort. La vaccination anticholérique paraît devoir être applicable à brève échéance.

§ 6. — MORVE

La morve est une maladie contagieuse, fréquente surtout chez les animaux solipèdes (cheval, âne, mulet), mais transmissible à l'homme et aux mammifères domestiques vivant en communauté avec les malades.

L'homme atteint est toujours frappé mortellement; mais, comme la maladie revêt des caractères qui la font difficilement reconnaître, elle est rarement signalée.

Cette affection est caractérisée soit par des ulcères sur la muqueuse du nez, dont la sécrétion abondante s'écoule au dehors (jetage), soit par des tumeurs et des ulcères de la peau : la maladie, dans ce cas, est appelée *farcin*.

La morve est une maladie microbienne. — Sous l'une ou l'autre de ces formes, la maladie a pour cause une bactérie en forme de bâtonnet. Ces bâtonnets se trouvent dans le poumon, le foie, la rate, les fosses nasales de l'homme et des animaux morveux ; ils ont été cultivés dans des solutions neutres d'extrait de viande à 37° ; et l'inoculation des bactéries, ainsi obtenues à l'état de pureté, a suscité la morve chez tous les ânes et chevaux opérés.

Etiologie et Prophylaxie. — La morve est d'autant plus dangereuse qu'à l'état chronique, chez le cheval par exemple, les symptômes peuvent en rester plus ou moins cachés ; *l'absence des signes extérieurs de la maladie n'empêche pas cependant que les animaux sains puissent la contracter*. La propagation de la maladie a lieu, comme celle de toute maladie microbienne, par l'arrivée de la bactérie, diluée dans la morve et les ulcères, au contact de la muqueuse du nez ou de toute écorchure présentée par un animal sain.

Quant aux moyens de préservation à employer, le plus simple est l'abatage de tout animal morveux ou suspect et la désinfection de tous les objets qu'il a touchés.

Mais alors, puisque pendant la période d'éclosion de la maladie aucun signe extérieur ne permet de la déceler, comment éviter un semblable fléau ? Des découvertes récentes ont fait faire à l'hygiène un grand pas à ce point de vue. Nous voulons parler de la *malléine en ce qui concerne la morve* et, à ce propos, de la *tuberculine qui se rapporte à la tuberculose*.

Moyens de reconnaître et de combattre la tuberculose et la morve chez les animaux

La suppression radicale de ces deux maladies contagieuses est réalisable.

En 1890, Koch, ayant découvert la *tuberculine* ou lymphe de Koch, remarqua que l'injection de cette substance sous la peau de l'homme ou d'un animal atteint de la tuberculose déterminait chez le malade une élévation de température de 1 à 2° que ne présente pas un individu sain. Il vit dans cette augmentation de température un moyen de reconnaître si un individu est atteint ou non de la tuberculose. De nombreuses vaches, préalablement inoculées avec la tuberculine, et qui avaient subi cette élévation de température, ont été abattues, et toujours on a reconnu chez elles les signes plus ou moins accentués de la tuberculose.

En 1891, un vétérinaire russe, Kalning, appliquant les procédés de Koch aux cultures du bacille morveux, a préparé la *malléine*, substance qui, injectée chez un animal, révèle également, par une augmentation ou non de température, que l'animal est atteint ou non de la morve.

M. Nocard, essayant la malléine sur 247 chevaux, reconnut que 126 d'entre eux étaient morveux (ce que l'autopsie a pleinement confirmé).

En résumé, la tuberculine et la malléine sont des réactifs précieux *mais utilisables pour les animaux seulement*: leur emploi doit être rendu familier aux vétérinaires. Ceux-ci peuvent, par une active surveillance dans les campagnes et parmi les agglomérations de bestiaux, obtenir la suppression de tous les animaux tuberculeux ou morveux.

L'arrêt ainsi apporté à la propagation de la tuberculose et de la morve chez les animaux aura pour conséquence une diminution notable de ces affections chez l'homme. En vue d'une si brillante conquête en perspective, n'est-ce pas un devoir pour chacun, et pour l'hygiéniste en particulier, d'encourager l'application rapide et générale de tels moyens scientifiques de combat?

II. — MALADIES CONTAGIEUSES ET TRANSMISSIBLES

dont les microbes sont insuffisamment déterminés.

Ces maladies ont, quant à leurs effets, de grandes analogies avec les maladies parasitaires précédentes ; aussi les *fièvres éruptives* (contagieuses), la *variole*, la *rougeole* et la *scarlatine*, de même que la *rage* (transmissible), sont-elles considérées par tous comme des maladies microbiennes, bien que leurs microbes générateurs n'aient pas été suffisamment spécifiés.

§ 7. — VARIOLE

Ordinairement appelée *petite vérole*, la variole est l'une des maladies contagieuses les plus répandues et les plus meurtrières; elle fait annuellement plus de 12,000 victimes en France, alors qu'avec des précautions élémentaires le nombre des cas de mort par variole pourrait être rendu nul ou presque nul.

Commune à l'homme et au bœuf, la variole est connue depuis longtemps en Chine et en Arabie, puisqu'au XIe siècle les peuples de l'Asie prenaient déjà contre elle des mesures préventives.

Caractères de la variole. — Après une période d'incubation de quinze jours environ, pendant laquelle le malade affaissé, somnolent, éprouve des douleurs générales accompagnées de vomissements, apparaissent, d'abord sur le visage, puis sur tout le corps et dans la gorge, de petits points rouges (pustules) qui grossissent et forment des boutons remplis de liquide. Parmi ces pustules, les unes s'ouvrent pour laisser suinter leur contenu qui se dessèche et forme des croûtes jaunâtres ; les autres se dessèchent sans s'ouvrir.

La chute de ces croûtes a lieu du quinzième au vingt-cinquième jour. A ce moment, la maladie prenant un caractère contagieux, l'isolement doit être aussi complet que possible autour du malade et les précautions hygiéniques appliquées rigoureusement.

Examen du contenu des pustules. — Dans les boutons de la variole, on trouve des *microcoques* isolés ou réunis, ainsi que dans le foie, le rein et le sang de la veine porte. Ces microcoques ressemblent à ceux du *cow-pox* ou vaccine de la vache, qui constitue, comme on sait, la source première de la vaccine humaine; on ne sait toutefois s'ils sont physiologiquement identiques.

Les microcoques paraissent bien les agents actifs, car M. Pasteur a montré que le virus vaccinal dépourvu de microbes est inerte.

Étiologie de la variole. — La variole se propage par le liquide et les croûtes des pustules. Le contact direct d'un varioleux est toujours dangereux dans cette période.

Ces plaques desséchées, disséminées dans le linge et les vêtements du malade, répandent la variole parmi les personnes appelées à manier ces effets.

L'air renferme, à l'état de fines poussières, les croûtes qu'il disperse, mais heureusement à une faible distance, car les microcoques paraissent peu résistants.

Prophylaxie. Variolisation. Vaccination et revaccination obligatoires. — Les moyens de préservation indiqués à propos de la diphtérie, en ce qui concerne les vêtements du malade, les rideaux et les tentures de la chambre, la désinfection de cette chambre après la maladie, trouveront ici leur application.

Ils seraient tout à fait insuffisants, si nous n'étions en possession d'un moyen préventif radical, la vaccination.

Dès le xe siècle, les Arabes et les Chinois inoculaient le virus variolique lorsque l'épidémie de variole était bénigne (varioloïde;) ils avaient remarqué qu'une personne, une première fois atteinte de la petite vérole, en était préservée pour quelques années du moins.

Cette inoculation du pus des varioliques aux personnes saines est la *variolisation.*

On constata dans le midi de la France, au siècle dernier, que les filles de ferme qui attrapaient la *picote* des vaches étaient à l'abri de la petite vérole.

Les boutons de cette picote résident principalement sur les pis : c'est en trayant les vaches que les fermières s'inoculaient la vaccine par les écorchures des doigts, par exemple.

Un Français, Rabault, fit connaître le fait indirectement au médecin anglais Jenner, qui en tira parti en inoculant le liquide des pustules aux personnes saines.

Il vit que, lors des épidémies de variole, toutes ces personnes étaient indemnes.

La *vaccination* était ainsi découverte ; mais que d'hésitations pour l'appliquer en grand ! Une observation plus récente a fait connaître que l'immunité, acquise par une première vaccination, ne se conserve que pendant dix ans environ, et cela jusqu'à quarante ans. En sorte que *tous les dix ans la revaccination s'impose.*

Depuis que cette mesure a été rendue obligatoire en Bavière (1806), en Prusse (1834), en Angleterre (1867), en Danemark (1871), en Allemagne, en Suède, en Norvège et en Roumanie (1874), en Autriche (1876), la mortalité par variole a beaucoup diminué dans ces pays ; elle serait devenue nulle si les règlemenls avaient été rigoureusement appliqués (ce qui a lieu en Allemagne seulement).

A partir du moment où la vaccination fut opérée sur les jeunes soldats arrivant au corps en Prusse, la mortalité par variole dans l'armée prussienne fut :

De 1835 à 1845.........	30 décès	en moyenne	par an.
De 1845 à 1852.........	0 —	—	—
De 1852 à 1863.........	1 —	—	—
De 1863 à 1870.........	2 à 3	—	—

La population civile de la Prusse, qui n'était pas soumise à l'obligation de la vaccine, perdait par variole, pendant cette même période, 3 000 *personnes en moyenne par an.*

Pendant la guerre de 1870, une épidémie effroyable de variole fit périr en France plus de 50 000 personnes, dont 23 469 appartenaient à notre armée, tandis que du côté des Allemands les pertes dues à cette maladie étaient de 314 hommes.

Désireux d'éviter l'encombrement, par les blessés ennemis, des salles d'un hôpital d'Orléans où il soignait nos soldats, un médecin-major français représenta à l'un des principaux médecins de l'armée de Frédéric-Charles que ces salles étaient peuplées de varioleux. A quoi le docteur allemand répondit avec une placidité goguenarde : « Merci, confrère ; mais les soldats allemands n'ont rien à craindre de la variole française ! » Et c'était vrai. Le fléau continua à s'acharner sur nos hommes, laissant à côté d'eux les Allemands indemnes.

C'est que tous ceux-ci avaient été vaccinés d'abord, puis revaccinés à leur entrée au service, — et revaccinés à l'allemande, c'est-à-dire largement, au bistouri et à l'éponge.

La mortalité par variole est inconnue maintenant dans l'armée allemande; *de* 1874 *à* 1887, *cette armée a perdu un soldat.*

Les nombres suivants nous édifient sur les effets bienfaisants de la vaccination et la revaccination obligatoires:

Mortalité par variole pour 100,000 habitants.

	A PARIS Vaccination non obligatoire.		A BERLIN Vaccination obligatoire.	
	—		—	
1880..............	108,91	décès	0,81	décès
1881..............	49,48	—	4,74	—
1882..............	29,65	—	0,43	—
1883..............	20, 4	—	0,33	—

D'après M. Brouardel, la variole fait autant de victimes dans les petites villes et les campagnes que dans les grandes villes, quelquefois plus, à cause des préjugés locaux.

	Population.	Décès par variole (1886-1889).	Mortalité annuelle par variole p. 100 000 hab.
	—	—	—
Bordeaux........	237,073	50	5
Paris............	2,260,945	983	11
Le Havre........	111,267	275	61
Béziers..........	42,844	259	151
Marseille........	376,143	2,423	161
Douarnenez......	10,923	844	**1931**

Au mois de février 1893, une épidémie de variole éclata dans l'un de nos départements du centre; il fallut le danger imminent pour faire sortir de leur coupable indifférence les habitants de cette région. L'épidémie y atteignit, en quelques jours, 935 personnes et causa 128 décès : *c'est alors que 17 100 personnes se firent vacciner pour la première fois; 5 530 se firent revacciner.*

N'est-il pas humiliant de songer que la France, réputée partout le foyer de l'intelligence et de la lumière, *soit à peu près la seule puissance, en Europe, qui attende encore les effets bienfaisants d'une loi rendant obligatoires la vaccination et la revaccination?* [1]

Que lui importe, semble-t-il, la perte annuelle de 12,000 de ses enfants ?

En ces dernières années, des ligues antivaccinatrices se sont créées en Angleterre sous prétexte que l'obligation de la vaccination est une atteinte à la liberté. La ville de Leicester est encore le plus actif des foyers antivaccinateurs. Les ligueurs y ont créé un hôpital de varioleux, régi par un système sanitaire spécial (méthode de Leicester). Mais une épidémie de variole éclate au début de l'année 1893 dans cette ville ; les varioleux y meurent en foule ; nul besoin de dire que l'hôpital est plein et que la « méthode de Leicester » n'y fait pas merveille. Le personnel de l'hôpital se composait, au mois de mars, de 28 employés ; 22 d'entre eux, convaincus de l'insuffisance de la fameuse méthode, se sont fait revacciner, en dépit des exhortations et des objurgations des ligueurs. Pas un de ces employés n'a été atteint de variole ; sur les 6 autres, un seul était encore indemne au 15 mars ; les 5 autres avaient contracté la maladie et l'un d'eux déjà en est mort. (*British medical Journal*, 18 mars 1893.)

Nous ne pouvons que féliciter les ministres de la

1. Cette loi, adoptée par la Chambre des députés le 27 juin 1893, n'est pas encore votée par le Sénat.

Guerre et de l'Instruction publique en France de l'heureuse initiative qu'ils ont prise : le premier, en rendant obligatoire la revaccination dans l'armée (arrêté du 21 novembre 1888) ; le second, en exigeant un certificat de vaccine de tout enfant entrant à l'école primaire et la revaccination de tous les élèves âgés de dix ans (arrêté du 29 décembre 1888). Maîtres et parents, luttez avec ardeur pour obtenir que chacun se conforme à l'obligation de la vaccination et de la revaccination des enfants ; vous accomplirez ainsi un devoir.

§ 8. — ROUGEOLE

La rougeole n'est pas toujours la maladie bénigne que chacun croit, puisqu'elle cause, année moyenne, 15,000 décès. Elle atteint le plus souvent les enfants de cinq à six ans. Cette affection doit être d'autant mieux évitée que, si elle ne récidive pas, son passage prédispose du moins l'enfant faible aux autres maladies (tuberculose, fièvre typhoïde...).

Caractère de la maladie. — La rougeole consiste en une éruption de petites taches rouges et irrégulières, boutons peu saillants, qui apparaissent au bout de cinq à dix jours, se développent en quatre ou six jours et se dessèchent ensuite. Les plaques qui résultent de cette éruption contribuent à la propagation de la maladie, ainsi que les écoulements desséchés du nez et des yeux : toutes substances contenant de petits parasites ronds, isolés ou en chapelets courts. Mais le microbe spécifique de la rougeole n'est pas encore déterminé.

Etiologie et prophylaxie. — Les instructions ci-jointes du Conseil d'hygiène de la Seine nous renseignent à la fois sur l'étiologie et la prophylaxie de la rougeole :

La rougeole est une maladie essentiellement contagieuse. Elle l'est surtout dans les quelques jours qui précèdent l'éruption, alors que l'enfant a les yeux rouges et larmoyants, qu'il tousse et est enchifrené. Ce fait explique la facilité avec laquelle cette maladie se propage dans toutes les agglomérations d'enfants : asiles, écoles, pensions, églises, jardins publics, etc.

On ne connaît, jusqu'à ce jour, aucun moyen de prévenir sûrement la rougeole.

Mesures de préservation. — 1° Le seul mode de préservation efficace est l'isolement complet des enfants malades, ou, ce qui est encore préférable, l'éloignement des enfants bien portants.

Cet éloignement est indispensable pour les enfants âgés de moins de cinq ans, parce que chez eux la maladie est ordinairement plus grave. Il devra durer au moins trois semaines à partir du moment où l'éruption a été constatée ;

2° Avant de laisser rentrer les enfants bien portants, on devra procéder à la désinfection de la chambre du malade (voir les instructions pour la fièvre typhoïde, page 121) ;

3° Avant d'envoyer de nouveau à l'école les enfants qui ont eu la rougeole, il faudra laisser écouler un intervalle d'au moins trois semaines à partir du début de l'éruption ; mais il sera prudent de leur faire prendre auparavant un bain savonneux, ce qui ne peut avoir lieu que si le catarrhe bronchique a tout à fait disparu.

§ 9. — FIÈVRE SCARLATINE

Elle cause annuellement 6,000 décès en France. En général plus grave et plus meurtrière que la rougeole pour les individus qu'elle atteint, elle s'adresse à tous les âges ; mais le nombre des décès est plus grand parmi les enfants.

La contagion de la scarlatine a lieu de la même manière que la contagion de la rougeole. Mais elle est à craindre dès le début de la maladie, et le convalescent peut la communiquer encore au bout de six semaines ou deux mois ; aussi doit-il s'abstenir pendant ce laps de temps d'écrire des lettres où risqueraient de se déposer quelques plaques contagieuses.

Les précautions à prendre relativement à la désinfection des effets de la chambre du malade, pendant et après la maladie, la surveillance à laquelle doivent s'astreindre les garde-malades pour eux-mêmes et pour leur entourage sont les mêmes que pour la rougeole.

L'application de pareilles mesures à New-York a

diminué de 75 0/0 la mortalité due à la scarlatine depuis quatre ans.

En résumé, les fièvres éruptives sont dues à une éruption de boutons d'où proviennent du pus et des croûtes desséchées; ces matières rejetées dans l'air se répandent autour des malades et contribuent à la propagation des fièvres. « Il semble, dit le Dr Cornil, qu'il n'existe pas, dans ces maladies, de microbe réellement spécifique, mais que des microbes pathogènes connus, ayant puisé dans des conditions particulières de milieu une virulence spéciale, auraient la faculté de produire les maladies éruptives. »

§ 10. — RAGE

La rage[1] est une maladie transmissible qui ne naît jamais spontanément chez l'homme, mais qui lui est communiquée par la morsure ou les lèchements du chien enragé, du chat plus rarement et quelquefois du loup. Le bœuf, le cheval, le mouton, le porc et le renard peuvent aussi contracter la rage.

Caractères de la rage. — Il faut bien connaître les symptômes de la rage pour prendre sans retard les mesures de préservation indispensables.

---

1. **Instruction sur les soins à donner aux personnes mordues par les animaux atteints ou suspects de rage.**

Lorsqu'une personne aura été mordue par un animal enragé ou suspect de rage, on devra *faire saigner la plaie, la laver et la cautériser.*

I. — Il faut *immédiatement*, par des pressions suffisantes, *faire saigner* les morsures les plus profondes comme les plus légères, et les *laver* à grande eau, avec un jet d'eau, si cela est possible, ou tout autre liquide (de l'urine même), jusqu'au moment de la cautérisation. On placera immédiatement, toutes les fois que la situation de la morsure le permet, une ligature *au-dessus* de la plaie, au moyen du premier objet venu, un mouchoir bien serré, afin d'entraver l'absorption du virus.

La rage, chez le chien, présente trois périodes successives :

Première période, ou phase tranquille;

Deuxième période, ou phase furieuse;

Troisième période, ou phase paralytique, qui précède la mort.

Première phase ou phase tranquille. — La bave du chien enragé est virulente et contient le germe contagieux dès le début de la maladie, c'est-à-dire pendant les quelques jours qui précèdent le moment où il est atteint de fureur et d'envies de mordre, et pendant lesquels on se défie d'autant moins de lui qu'il est aussi doux et souvent plus affectueux que de coutume. Pendant cette première période, *les caresses et les lèchements du chien sont aussi dangereux que ses morsures le seront plus tard*, car, si la peau léchée offre la plus légère écorchure, le virus est absorbé.

Il faut donc se méfier du chien qui commence à être malade, le séquestrer et le mettre hors d'état de nuire, quelle que soit sa douceur apparente.

Le chien atteint de rage devient triste et cherche la solitude; il ne sait où reposer, va et vient, rôde, flaire, fouille sans cesse la terre, déchire les tapis et couvertures, ronge le bois, découpe la litière de sa niche, mange

---

II. — La *cautérisation* peut être faite avec du caustique de Vienne, du beurre d'antimoine, du chlorure de zinc, et surtout avec le *fer rouge* qui est le meilleur des caustiques. Tout morceau de fer (bout de tringle, fer à plisser, clef, clou, etc.), *chauffé au rouge*, peut servir à pratiquer ces cautérisations qui devront *atteindre toutes les parties de la plaie*.

III. — Le succès de la cautérisation dépendant de la rapidité avec laquelle elle est faite, chacun est apte à la pratiquer avant l'arrivée du médecin.

IV. — Les cautérisations avec l'ammoniaque (alcali volatil) et avec les différents alcools *sont complètement* insuffisantes.

Il n'existe actuellement, en dehors de la cautérisation profonde et immédiate des plaies, aucun moyen préservatif contre la rage autre que les inoculations de M. Pasteur, et toute personne mor-

avidement les aliments et ses propres excréments. Il mord dans l'air, s'élance et hurle sans motifs.

Le regard du chien malade, dans cette première phase, est sombre et farouche.

Jamais le chien enragé n'a horreur de l'eau; il en est avide au contraire et satisfait sa soif ardente, jusqu'au moment où, ne pouvant plus avaler l'eau, il y plonge le museau tout entier.

Le besoin de mordre est d'ailleurs, chez l'animal malade, l'un des caractères essentiels de la rage à toutes les périodes de son développement. L'abondance ou la rareté de la bave, chez le chien suspect, n'a aucune importance ; elle est toujours extrêmement dangereuse. La voix change de timbre.

Dans le cas de *rage muette*, le chien malade est paralysé de la mâchoire inférieure; il ne peut alors ni mordre, ni hurler; sa gueule demeure béante et sèche avec une teinte rouge-brun.

Au moment où la phase de rage tranquille va faire place à la phase furieuse, au bout de quelques jours, le chien fuit d'ordinaire la maison de ses maîtres, erre dans les rues et les chemins, commence à satisfaire sa rage sur tous les animaux qu'il rencontre.

Un seul de ces signes doit suffire pour que le chien soit

---

due par un animal enragé ou inoculée par les léchements de l'animal sur la peau excoriée, doit être conduite sans retard à Paris, dans le laboratoire de M. Pasteur, que les plaies aient été cautérisées ou non.

Mesures légales et de police administrative contre les chiens enragés ou suspects, et responsabilité de leurs propriétaires.

1° En cas d'accident grave ou de mort d'homme, le propriétaire du chien enragé pourra être poursuivi d'office, sans préjudice des dommages et intérêts qui peuvent être réclamés par les familles (art. 319, 320, 459 du Code pénal, et art. 1385 du Code civil);

2° *Loi du* 21 *juillet* 1881. — L'article 10 porte que : « La rage, lorsqu'elle est constatée chez les animaux de quelque espèce que ce soit, entraîne l'abattage. Les chiens et les chats suspects de

séquestré ; un vétérinaire doit être immédiatement prévenu et procédera à l'abattage sans retard ou à une surveillance scrupuleuse de l'animal malade.

Deuxième phase ou période de fureur. — Si le chien n'a pas été séquestré, il fuit la maison et propage la rage autour de lui par les morsures qu'il fait aux autres chiens, aux enfants et à l'homme.

Alors il parcourt la campagne, tantôt furieux, tantôt abattu et épuisé, vacillant, la tête inclinée vers le sol, les yeux égarés, la gueule béante, la langue bleuâtre et souillée par la poussière.

Enfin, après un laps de temps de quatre à six jours, le chien enragé succombe à la paralysie et à l'asphyxie, qui constituent la troisième *période* et précèdent la mort.

Cause de la rage. — Le microbe spécifique de la rage semble avoir été découvert en 1884 par Gibier, cultivé par Fol et Babes (1887). Mais on n'est pas suffisamment éclairé à son sujet. On sait toutefois qu'il siège de préférence dans les centres nerveux, surtout dans le bulbe rachidien et la moelle épinière au niveau de la nuque.

M. Pasteur avait remarqué dès 1883 que le cerveau, la moelle épinière (particulièrement le bulbe rachidien) des personnes et des animaux morts de la rage sont très

---

rage devront être immédiatement abattus. Le propriétaire de l'animal suspect est tenu, même en l'absence d'un ordre adminis; tratif, de pourvoir à l'accomplissement de cette prescription.

Règlement d'administration publique.

1° Il est défendu de laisser circuler sur la voie publique un chien non muni d'un collier portant les noms et demeure de son propriétaire,

2° Tout chien qui ne portera pas le collier réglementaire sera ramassé par la police municipale, mis en fourrière et abattu. Ceux qui en seront pourvus ne seront abattus qu'au bout de trois jours pour laisser au propriétaire le temps de les réclamer;

3° Les autorités locales auront le droit d'imposer aux propriétaires de tenir les chiens en laisse, et même **le musellement obligatoire** quand elles le jugeront utile.

virulents, jusqu'à ce que la putréfaction les ait envahis.

L'inoculation de la salive ou du sang rabique à la surface du cerveau détermine l'apparition de la rage en beaucoup moins de temps que l'inoculation dans le sang d'un point quelconque du corps.

Les morsures faites au visage et au cou sont donc les plus dangereuses, puisque le virus rabique atteint en très peu de temps les centres nerveux.

Vaccination antirabique. — Elle est basée sur ce que des fragments de moelle de lapin mort de rage, abandonnés dans de l'air sec, perdent peu à peu leur virulence avec le temps. Ces fragments, dilués dans du bouillon privé de germes et injectés sous la peau d'un homme ou d'un animal mordus par un chien enragé, deviennent pour eux un véritable vaccin préservateur.

On commence par injecter à l'invidu mordu des fragments de moelle de lapin conservés depuis quinze jours, puis le lendemain de la moelle conservée depuis treize jours seulement, et ainsi de suite, de telle sorte que la dernière de ces inoculations graduées peut être faite sans danger avec de la moelle d'un lapin qui vient de mourir. La virulence de cette moelle est portée au plus haut degré et annule l'effet des morsures reçues par l'individu opéré.

Conditions dans lesquelles doit être faite la vaccination antirabique. — Il faut bien se pénétrer de cette idée que la *vaccination antirabique*, due à M. Pasteur, *est essentiellement préventive et non curative*, c'est-à-dire que, si une personne a attendu d'être prise des accès de rage pour se faire inoculer, la vaccination lui sera absolument inutile.

Les personnes mordues doivent se faire inoculer dans le plus bref délai possible, accourir par les moyens de communication les plus rapides à l'Institut Pasteur, à Paris, parce que plus tôt les injections antirabiques sont faites, plus le vaccin *a chance* de se développer avant la substance virulente introduite par morsure, et d'en annuler les effets.

En juin 1892, MM. Tizzoni et Centanni, élèves de M. Pasteur, ont annoncé la découverte faite par eux d'une méthode propre non seulement à prévenir la rage, mais *à guérir la rage déclarée.*

Résultats de la vaccination antirabique. — La mortalité des personnes mordues par des animaux enragés a subi une diminution considérable depuis l'inauguration de la vaccination antirabique.

Du plus loin que nous renseignent les statistiques sur les décès dus aux morsures d'animaux enragés, la mortalité a atteint en moyenne 15 pour 100. Or, la vaccination antirabique, pratiquée à Paris depuis 1886, a donné une mortalité moyenne de 0,52 pour 100. (Cette mortalité s'est abaissée à 0,22 pour 100 pour l'année 1892.)

	Personnes traitées.	Morts.	Mortalité pour 100.
1886	2 671	25	0,94
1887	1 770	14	0,79
1888	1 622	9	0,55
1889	1 830	7	0,38
1890	1 540	5	0,32
1891	1 559	4	0,25
1892	1 790	4	0,22
Totaux..	12 782	68	0,52

Il semble, d'après ces données, que la vaccination antirabique subisse quelques insuccès. En réalité, les 68 décès survenus après vaccination sont dus en partie à ce que :

1° Un certain nombre d'individus mordus ignoraient que l'animal qui les avait blessés fût enragé ; ils se sont trop tard soumis au traitement ;

2° D'autres personnes mordues sont venues de fort loin (Amérique, Asie), pour subir la vaccination à Paris ; la maladie, pendant ce temps, passait à la phase furieuse (des Instituts de vaccination antirabique existent aujourd'hui à l'étranger) ;

3° Des personnes négligentes n'ont pas suivi régulièrement le traitement.

La gravité des morsures n'est pas identique suivant qu'elles sont faites à la tête, aux mains ou aux membres :

	Traités.	Morts.	Mortalité pour 100.
	—	—	—
Morsures à la tête.....	1,078	16	1,48
— aux mains....	7,175	41	0,55
— aux membres.	4,529	11	0,24

La presque totalité des personnes chez lesquelles la rage éclate au cours des inoculations à l'Institut Pasteur ont été mordues à la tête.

Bien que nous possédions aujourd'hui un remède sûr contre la rage, nous devons cependant faire disparaître le fléau, en détruisant sans faiblesse tous les animaux atteints ou suspects de rage, et en muselant les chiens d'ordinaire.

III. — LA LUTTE CONTRE LES MICROBES[1]

Nous nous sommes efforcés précédemment de montrer le rôle fondamental que jouent les microbes dans l'éclosion et la propagation des maladies contagieuses. Nous avons défini ce *rôle double* des microbes parasites élisant domicile en un point de l'organisme dont *ils détruisent les cellules* pour vivre à leurs dépens, tout *en sécrétant le plus souvent une toxine* (ptomaïne) qui, répandue dans le sang de l'être malade, l'empoisonne et le tue (bacilles de la diphtérie, du choléra asiatique).

1° Lutte de l'homme contre les microbes qui n'ont pas encore envahi son corps.

La meilleure manière de lutter contre ces infiniment petits, si puissants par leur grand nombre, c'est de les éviter. Pour atteindre ce but, il faut appliquer les mesures prophylactiques que nous avons énumérées plus haut, et en particulier détruire les microbes par la chaleur à 120° ou 130° (étuve).

Dans quelques cas, la *vaccination préventive* permet, pour une raison que nous envisageons plus loin, de mettre sûrement l'être menacé en garde contre le microbe envahisseur : telles sont la vaccination et la revaccination antivarioliques.

2° Lutte de l'homme contre les microbes envahisseurs.

Si, malgré une active surveillance, les microbes ont pénétré dans l'organisme, celui-ci ne demeure pas sans défense : il lutte, soit par des *moyens naturels* qui dépendent de l'activité propre de ses tissus, soit par des *moyens artificiels* tels que les antiseptiques et la vaccination consécutive, comme la vaccination antirabique qu'on opère chez l'homme déjà mordu par un animal enragé.

Ces modes de vaccination ont été suffisamment détaillés ; nous n'y reviendrons pas. En revanche, nous donnerons quelques

---

1. Ce chapitre ne concerne qu'indirectement l'enseignement à donner aux élèves.

explications au sujet de la lutte, soit naturelle, soit par les antiseptiques, qui s'engage entre l'homme atteint d'une maladie microbienne et le microbe envahisseur.

Lutte par des moyens naturels. — L'homme, comme tout être vivant, est composé de cellules puisant, dans un milieu nutritif, le sang, les matières nécessaires à leur entretien. Tant que la colonie cellulaire vit tranquille, chaque cellule remplit le rôle qui lui est attribué ; mais un être extérieur vient-il troubler l'harmonie des fonctions, l'organisme envahi peut réagir contre l'intrus de diverses manières.

Supposons que l'envahisseur soit un microbe pathogène ; *ce microbe se trouve au contact des humeurs du corps, contraires* ou *favorables* à son développement. Dans le premier cas, l'homme est *réfractaire* et la bactérie meurt immédiatement ; on dit que *les humeurs sont bactéricides.*

Dans le deuxième cas, la bactérie croît, se multiplie rapidement et sécrète un poison mortel pour l'homme, si celui-ci ne l'élimine pas assez vite, par les reins, le foie, etc.

Dans cet état de grave maladie, *l'homme lutte parfois avec succès,* en employant deux moyens de défense : l'**état bactéricide** et le **phagocytisme**.

L'*état bactéricide* est celui par lequel la réaction des humeurs du malade change sous l'influence d'une sécrétion particulière de la bactérie : à partir de ce moment, la maladie diminue d'intensité.

Le *phagocytisme* est le phénomène par lequel les globules blancs du sang ou leucocytes sortent des vaisseaux sanguins, se portent à la rencontre des bactéries, les enveloppent, les tuent et les digèrent ; ils achèvent ainsi la destruction des microbes que l'état bactéricide avait commencée.

La réaction bactéricide des humeurs et le phagocytisme des leucocytes ont simultanément concouru à la guérison de la maladie.

A partir de cet instant, *l'homme possède pour longtemps encore l'état bactéricide vis-à-vis de l'espèce de microbe qui l'a attaqué.* C'est sur ce principe qu'est basée la vaccination.

Soit la vaccination variolique : on inocule à un homme sain un microbe dont la violence est atténuée ; cela veut dire que les matières sécrétées par la bactérie du vaccin modifient lentement et d'une façon durable la nutrition des cellules de l'homme qui acquiert l'état bactéricide sans avoir couru de danger. Si une bactérie virulente pénètre désormais dans le corps de l'homme vacciné, elle est tuée par les humeurs bactéricides.

LUTTE PAR LES ANTISEPTIQUES

On appelle *antiseptique* toute substance capable de tuer les microbes. Si des bactéries pullulent dans une culture telle que du jus de viande cuite, en y ajoutant l'antiseptique, les bactéries sont détruites : l'antiseptique a *stérilisé* la culture.

L'emploi de ces substances doit être préconisé, soit pour désinfecter, soit pour traiter une plaie externe ou profonde déjà envahie par les microbes.

Les principaux antiseptiques, classés par Jalan de la Croix d'une manière un peu empirique, par ordre d'énergie, sont :

Sublimé corrosif, chlore, chlorure de chaux, acide sulfureux, essence de moutarde, thymol, acide salicylique, acide phénique, borax, alcool, essence d'eucalyptus.

Cette classification n'a rien d'absolu, puisque, pour le bacille de la tuberculose, l'acide phénique est bien supérieur au sublimé comme antiseptique.

Le *sublimé corrosif* est l'antiseptique préconisé partout, pour laver les plaies, les blessures ; la solution à 2 pour 1000 en est répandue à l'aide de pulvérisateurs sur les murs et le parquet des salles infectées ; elle présente cependant quelques inconvénients : c'est un poison violent qui ne peut pas être confié à tout le monde ; l'eau, en s'évaporant, laisse ce poison sur les murs et les parquets ; avec les matières albuminoïdes, le sublimé corrosif forme des précipités insolubles, de telle sorte qu'on ne peut atteindre les germes qui se trouvent dans ces matières (dans les crachats, par exemple).

MM. Chamberland et Fernbach ont remarqué, à la suite de patientes recherches, que *l'eau de Javelle du commerce*, la *solution de chlorure de chaux* (10 *grammes dans* 1200 *grammes d'eau*), *l'eau oxygénée du commerce*, *sont plus actifs que la solution de sublimé à* $\frac{1}{1000}$. Employés à la température ordinaire, ces désinfectants n'agissent qu'après plusieurs heures sur les microbes humides ; mais à 40 ou 50°, ils ont une action rapide.

Quel que soit d'ailleurs le désinfectant employé, il faut le faire arriver au contact des germes à la température la plus élevée possible. Les germes desséchés sont beaucoup plus résistants que les germes humides.

La solution de chlorure de chaux a l'avantage de coûter très bon marché (10 litres pour 0 fr. 05), de pouvoir être employée par tout le monde ; elle ne laisse aucune trace de poison dans les appartements désinfectés ; son odeur ne fait courir aucun danger.

L'*acide sulfureux*, obtenu par la combustion du soufre, est excellent pour tuer les microbes à la surface des objets et des murs seulement ; il ne pénètre pas dans un organe malade et ne détruit pas les spores des microbes.

La *teinture alcoolique d'iode* peut être employée pour cautériser les piqûres des mouches charbonneuses, les boutons d'anthrax.

L'*essence de moutarde* est un bon préservatif du choléra ; elle en tue le microbe. En temps de choléra, on conseille le rhum ou le cognac additionné de 25 grammes d'acide salicylique par litre ; on en prend un petit verre entre les repas dans du café ou du thé. Le *thymol*, le *lysol*, l'*essence de térébenthine*, sont des désinfectants peu énergiques.

IV. PROPRETÉ DU CORPS

La malpropreté générale (de la maison, du village, de la ville) détruit plus d'existences que les guerres les plus meurtrières ; la malpropreté du corps, en particulier, est la source d'un grand nombre de maladies résultant du défaut de fonctionnement normal de la peau.

La peau est, en effet, l'enveloppe protectrice de nos organes. Par sa continuité, elle nous met à l'abri des parasites ; s'il s'y produit des plaies qui interrompent cette continuité, qui entament la peau, les plaies produites donneront accès à des microbes pathogènes tels que ceux qui s'introduisent dans le tube digestif et les voies respiratoires par la bouche et le nez.

La peau doit donc être l'objet de soins assidus destinés à empêcher la production de plaies, ou à les cicatriser rapidement quand il s'en forme.

La peau joue d'autres rôles précieux : 1° Par ses pores, elle laisse s'exhaler par jour environ 1,200 grammes d'eau à l'état de vapeur; la *transpiration* est l'une de nos fonctions essentielles, puisqu'elle assure à notre corps la température à peu près constante sans laquelle nous ne pourrions vivre.

2° La peau est perméable aux gaz. Aussi concourt-elle, comme les poumons, à notre respiration (*respiration cutanée*).

La transpiration et la respiration s'effectuent normalement tant que la surface de la peau est dans un état convenable de propreté; mais si des *lavages répétés*, des *bains fréquents* sont négligés, la matière grasse, rejetée par les glandes de la peau, fixe à sa surface les poussières atmosphériques, les microbes, il se forme une couche de crasse qu devient un foyer latent d'infection, foyer qui se manifestera dès que la peau malpropre présentera une écorchure, une interruption quelconque. Les plaies, bénignes d'abord, deviendront purulentes si elles ne sont pas soignées; des tumeurs, parfois gangreneuses, pourront s'y manifester.

Et non seulement la malpropreté de la peau est la source de ces plaies externes, elle peut encore susciter de graves maladies internes : telle la *fluxion de poitrine*, si fréquente et si souvent mortelle chez les travailleurs des villes et des campagnes. Leurs pénibles travaux exposent les ouvriers à des transpirations abondantes suivies de refroidissement: d'où inflammation du poumon. Si la peau est crasseuse, ses pores sont obturés par ce malpropre dépôt, la transpiration y est difficile, les poumons doivent fonctionner d'une manière excessive, se surmener pour exhaler l'excès de sueur qui ne peut s'écouler par la peau, les refroidissements qui suivent sont très dangereux.

Les lotions doivent s'étendre aux moindres anfractuosités du corps. On cite certains cas de *surdité* dus à l'accumulation, dans les oreilles, du cérumen qui recouvre à la longue la membrane du tympan et l'altère.

Nombre de *conjonctivites*, d'*ophtalmies purulentes*, de *cas de cécité* (perte de la vue) sont le résultat de l'absence de lotions tièdes sur les yeux. La *destruction des dents* par la *carie* due à l'absence des soins de la bouche entraîne une mastication insuffisante des aliments ; l'estomac, recevant la nourriture mal broyée, doit travailler davantage et s'altère à la longue.

Lavages des oreilles avec un linge fin, lotions tièdes sur les yeux avec de l'eau extrêmement propre, brossage modéré des dents et lavages quotidiens de la bouche, telles sont les précautions minutieuses à prendre outre les lotions générales sur le visage, la tête, les mains et les pieds. Ces dernières parties de la peau sont les plus exposées aux souillures et aux poussières atmosphériques.

Bains.—Des *bains* généraux à l'eau chaude (28 à 32°) pendant une demi-heure, avec de fortes frictions et un vigoureux massage propres à activer la circulation à la surface de la peau, sont indispensables une fois par mois.

Les administrations publiques devraient songer à répandre à profusion les *établissements de bains à bon marché* et soigneusement entretenus dans toutes les villes. Chaque commune devrait être dotée de quelques salles avec baignoires *dépendant d'un service public*, si le manque d'initiative privée rendait nécessaire une pareille mesure.

Maladies contagieuses de la peau. — Ces maladies sont nombreuses. Nous avons étudié précédemment celles qui sont dues à des bactéries et qui provoquent la diphtérie et les fièvres éruptives (variole, rougeole, scarlatine). Ces maladies peuvent être contractées même par les personnes ayant grand soin de leur corps. Deux autres maladies dues le plus souvent à la malpropreté sévissent parfois chez l'homme, surtout chez les enfants agglomérés dans les écoles : la *teigne*, qui a principalement pour siège le cuir chevelu, et la *gale*, qui se manifeste sur toute l'étendue de la peau.

Teigne. — Le cuir chevelu, c'est-à-dire la peau de la tête couverte par les cheveux, est un abri trop commode pour les poussières, les spores de l'air et les poux. Le lavage de la tête à l'eau tiède légèrement vinaigrée ou alcoolisée effectué de temps à autre, le brossage et le peignage répétés des cheveux sont indispensables pour enlever de la tête les poussières, les pellicules de la peau et les parasites qui s'y peuvent glisser. Il faut éviter l'emploi constant ou même fréquent de casquettes, chapeaux ou bonnets, couvrant la tête : ces coiffures, presque toujours malpropres dans les campagnes, favorisent en effet l'éclosion des maladies appelées teignes et leur propagation, si une personne saine met parfois la coiffure d'une personne atteinte d'une telle affection.

La teigne se présente sous trois formes : *la teigne faveuse, la teigne tonsurante* et *la pelade.*

Elle est due au développement des filaments blancs d'un champignon qui envahit les poils à leur base, se nourrit à leurs dépens, les affaiblit et parfois les fait tomber. Dans la teigne faveuse, les cheveux deviennent ternes, ils sont clairsemés ; de petites croûtes jaune clair se manifestent parfois dans toute l'étendue de la tête et forment des taches blanchâtres qu'on peut enlever avec un peu d'huile ou un cataplasme. Au-dessous, la peau apparaît rouge, luisante; elle est dépourvue de cheveux. Ceux-ci ne repousseront que si la maladie a été de courte durée.

La teigne tonsurante a pour caractère que les cheveux se cassent au ras de la tête sur une étendue plus ou moins grande ; leur chute provoque autant de taches ayant l'aspect d'une tonsure. Cette maladie se manifeste quelquefois sur la figure; elle est longue, contagieuse et difficile à guérir. Les cheveux repoussent vigoureusement après.

Dans le cas de la pelade, il ne se forme pas de croûtes; les cheveux tombent avec leur racine à la moindre traction et laissent la peau absolument dénudée pour toujours.

Comme ces maladies se propagent très facilement, il est nécessaire que, dans chaque établissement scolaire ayant des élèves internes, ceux-ci soient pourvus d'une brosse et d'un peigne soigneusement entretenus leur appartenant en propre. Brosses, peignes et coiffures sont, en effet, les véhicules ordinaires de semblables affections ; les coiffeurs ne sauraient être trop méticuleux au sujet de la propreté de leurs instruments.

Gale. — La gale est due à un petit animal microscopique voisin des araignées ; la femelle pond ses œufs sous la peau où elle se creuse des galeries. L'éclosion des œufs amène une rapide extension de la maladie, contagieuse au plus haut point.

La présence de ces parasites détermine des éruptions sur la peau avec d'intolérables démangeaisons.

L'isolement des personnes atteintes de la gale, des bains sulfureux prolongés pour les malades sont les seuls moyens propres à empêcher l'extension de la maladie et à assurer la guérison de l'individu envahi par le parasite.

CHAPITRE V

CONDITIONS

DE

SALUBRITÉ D'UNE MAISON

LA MAISON SALUBRE, LA MAISON INSALUBRE, FOSSES D'AISANCES

§ 1. — CONSTRUCTION DE L'HABITATION

Nous avons déjà vu l'homme se garantir contre les rigueurs de l'atmosphère en faisant usage de vêtements ; il ajoute encore à cette protection en se construisant des abris dans lesquels souvent il passe une grande partie de son existence (*habitations*). Les conditions de la vie dans l'habitation, c'est-à-dire dans un espace restreint et plus ou moins clos, modifient nécessairement beaucoup les propriétés de l'air qu'on y respire ; en effet, les résidus de la vie organique, en l'absence des causes de destruction qu'ils rencontrent à l'air libre, ont dans ce cas la plus grande tendance à s'accumuler et à modifier la composition et les propriétés de l'air dans un sens des plus défavorables.

D'après M. Arnould, « l'idéal de l'habitation serait une création qui soutrairait l'individu, la famille, à l'action des propriétés physiques de l'atmosphère, dans la mesure convenable et rien que dans cette mesure ; en même temps qu'elle permettrait aux intéressés de jouir de l'intégrité parfaite des propriétés chimiques et biologiques de l'air. Toute l'hygiène de l'habitation est là. »

Par suite, l'habitation sera réputée salubre si elle réunit ces deux conditions :

1° Y faire arriver de l'air aussi pur que possible; 2° éloigner immédiatement toute cause de souillure qui tendrait à modifier cet air.

Tout ce qui va suivre est subordonné à ces deux conditions.

Choix d'un emplacement. — Toutes choses égales d'ailleurs, l'habitation sera d'autant plus salubre que le milieu dans lequel on l'établira sera lui-même plus sain. Si on le peut (car souvent la nécessité oblige à des concessions), dans le cas d'une habitation à la campagne, par exemple, *on choisira une colline plutôt que la plaine,* surtout si celle-ci forme une cuvette dans laquelle l'air se renouvelle avec difficulté ; cependant un lieu trop élevé est plus exposé au vent et pendant l'hiver le séjour y est peu agréable.

Le voisinage des marais, comme nous l'avons vu, ne doit être accepté que comme une nécessité ; dans ce cas, l'habitation sera le plus élevée possible.

Le sol a une grande importance; l'air qui en émane peut être souillé par les produits de décomposition des matières organiques qu'il renferme ; enfin il est plus ou moins humide. L'humidité de la maison doit être absolument évitée, à cause des dangers que sa présence entraîne (rhumatisme en particulier) ; les sols très perméables seront préférés : tels les terrains sableux et calcaires. Les terrains argileux sont en général malsains, parce que l'eau y circule difficilement. Autant que possible on recherchera le voisinage des arbres, des jardins et des bois, puisque les plantes purifient l'air.

Orientation. — L'emplacement étant choisi, se pose la question d'orientation. Souvent elle est résolue par la disposition même du terrain. Il est évident que dans une ville, par exemple, la maison doit avoir sa façade sur la rue, mais quelle est l'orientation la plus favorable? Elle dépend beaucoup du climat. Dans les pays chauds, l'exposition au nord sera préférée, car elle garantira des rayons directs du soleil ; dans les climats froids, on devra rechercher l'exposition au midi ; en France, on choisira de préférence l'exposition à l'est, parce que les vents d'est sont beaucoup plus secs que ceux de l'ouest qui nous amènent la pluie.

En été, d'ailleurs, c'est sur cette même exposition à l'ouest que frappent les rayons solaires, au moment de la journée où la chaleur devient particulièrement pénible.

Des arbres ingénieusement placés pourront former un rideau protecteur contre les vents froids ; mais, à tout prix, il faut éviter les arbres trop rapprochés de l'habitation, car ils entretiendraient une humidité constante et intercepteraient la lumière. Or, avec *l'air le plus pur* doivent pénétrer aussi dans l'habitation des *flots de lumière*.

L'influence de la lumière est précieuse : non seulement elle agit directement sur notre organisme dans un sens très favorable, en excitant la vie de nos tissus, mais encore c'est le purificateur par excellence. D'après M. Duclaux, « la lumière solaire est l'agent d'assainissement à la fois le plus universel, le plus économique et le plus actif auquel puisse avoir recours l'hygiène publique ou privée ».

Elle exerce une action défavorable au moins sur le développement des microorganismes, en y déterminant des oxydations suffisant parfois à les tuer : ainsi le bacille de la diphtérie est tué à la lumière en quelques jours, le bacille typhique est tué après six ou sept heures d'insolation.

Qualités des matériaux de construction. — D'une façon générale, il est bon de les choisir solides et légers ; en outre et conformément aux conditions précédentes :

1° Ils doivent être *mauvais conducteurs de la chaleur*

si l'on veut que les appartements soient soustraits aux influences atmosphériques extérieures.

2° Ils doivent être *perméables à l'air dans une certaine mesure :* ainsi ils concourent à la ventilation. Les données se rapportant à la perméabilité des murs de nos habitations sont assez incertaines ; cependant les échanges gazeux qui s'effectuent par leur intermédiaire ne semblent pas négligeables [1]. De tous les matériaux de construction, le calcaire tuffeau paraît le plus perméable ; la brique, selon sa cuisson, donne des nombres assez différents ; le plâtre est très peu perméable.

3° Ils doivent *absorber peu l'humidité*, sinon celle-ci règne d'une façon permanente dans les appartements. La formation du salpêtre, l'apparition de champignons ou moisissures, de bactéries qui contribuent à donner à l'air l'odeur spéciale de renfermé sont les signes certains d'une grande humidité.

Pour éviter ces inconvénients, ne vaut-il pas mieux employer des matériaux très compacts et imperméables ? « Il faut, dit M. Arnould, *que les parois de la maison respirent*, comme la peau des humains. »

4° Ils doivent être *incombustibles* et *mauvais propagateurs du son*. Cette dernière qualité est surtout importante pour les planchers des maisons à plusieurs étages, maisons très répandues dans les villes et dont les étages différents sont le plus généralement habités par des familles distinctes. Si les heures de repos des habitants de deux étages superposés ne coïncident pas, les bruits provenant d'un étage peuvent troubler les habitants de l'autre.

Nature des matériaux. — On emploie le plus

1. Les expériences de Marker nous apprennent que, par mètre carré de surface en une heure, et avec 1° de différence de température, il passe 3^{mc},640 d'air par un mur de 72 centimètres d'épaisseur en tuf calcaire. Nous avons cru bon de signaler ces données, mais sous toutes réserves.

fréquemment les calcaires, les meulières, rarement les granits ; les schistes beaucoup trop compacts conviennent moins. La terre de toute nature, seule ou mélangée avec de la paille (pisé), est quelquefois employée, mais seulement dans les cas d'absolue nécessité et pour des constructions de peu de durée. On utilise aussi des briques d'argile simplement séchées au soleil ; cimentées par du mortier de chaux qui protège leur surface contre la pluie, elles donnent des constructions assez solides ; le plus généralement dans nos contrées, on cuit la brique, qui est suffisamment poreuse sans retenir trop l'humidité. D'ailleurs, l'emploi des briques creuses, plus mauvaises conductrices que les briques pleines, plus légères à volume égal, plus perméables aussi, est particulièrement à recommander. Le bois doit être tenu en suspicion ; il se fendille sous l'influence des agents atmosphériques, s'altère à la longue et abrite un grand nombre de parasites.

Fondations. — Elles ont pour but de donner à la construction une assise solide qui assurera contre les éboulements ; au point de vue de l'hygiène, elles doivent surtout isoler l'habitation du contact du sol qui dégage de l'air impur et donne de l'humidité.

Dans les villes où existe un bon système d'égouts, ceux-ci font office de drains qui suppriment l'humidité jusqu'à une profondeur en général plus grande que celle du sol des caves. Si l'on n'a pas ce recours, il est bon d'isoler complètement l'habitation à l'aide d'asphalte comprimé, de bitume ordinaire, de ciment ou même de plaques de plomb. Ces mêmes isolants, disposés en couches continues horizontales dans les murs, même de *simples plaques d'ardoise* réunies par du ciment et répétées à plusieurs niveaux jusqu'au-dessus du sol, empêchent l'humidité de monter par capillarité dans les murs. On propose aussi d'employer des briques en argile vitrifiée, percées de trous longitudinaux permettant à l'air extérieur de pénétrer dans toute l'épaisseur du mur ; on en introduit une couche continue à 15 ou 20 centimètres au-dessus du sol (fig. 19). Il est même très facile d'introduire une pareille couche dans les murs de vieilles

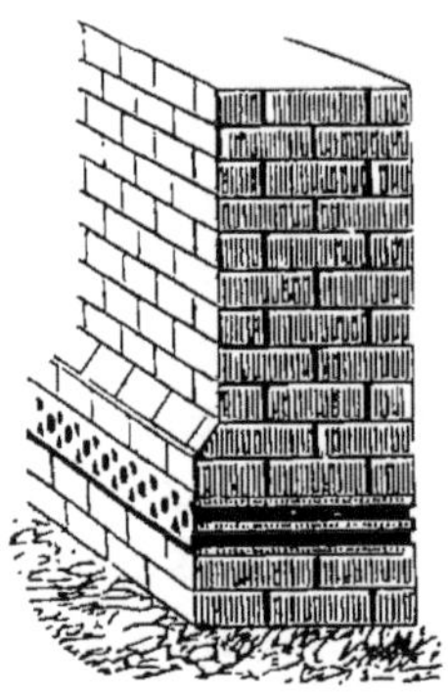

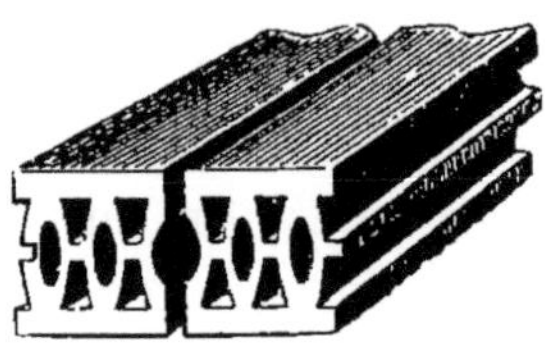

Fig. 19. — A gauche, mur en briques avec couche de briques creuses vitrifiées. — A droite, portions de briques en argile vitrifiée, percées de trous.

maisons qu'on assainit notablement de cette manière.

Dans le cas où l'habitation est adossée à une terrasse (ce qu'il faut éviter autant que possible), on assainit la muraille située de ce côté, en construisant un contre-mur M′ (fig. 20) rendu imperméable par du ciment, et en contact immédiat avec la terre T : ainsi le mur M de l'habitation est isolé par une couche d'air C, qui devra se renouveler facilement à l'aide de larges ouvertures pratiquées aux deux extrémités de ce couloir.

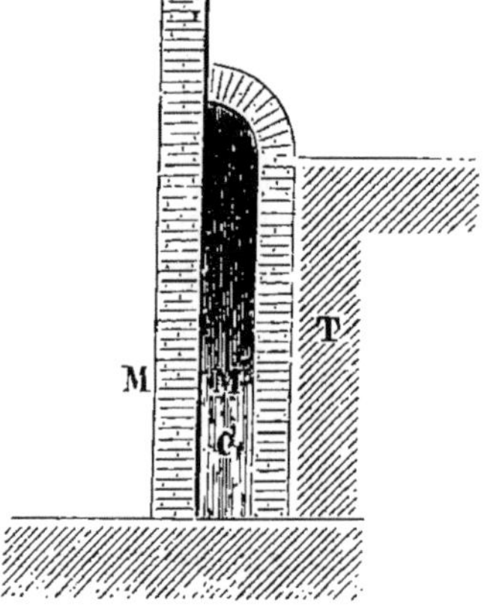

Fig. 20. — M, mur d'une habitation; M′, contre-mur adossé à la terrasse T; C, couloir dans lequel l'air circule librement.

Murs. Revêtements. — On donne aux murs extérieurs des épaisseurs en rapport avec la conductibilité des matériaux qui les constituent. 50 centimètres sont un minimum avec les pierres tendres, 35 centimètres avec les briques.

Les revêtements dont on les couvre n'ont souvent

d'autre but que l'ornementation; on utilise d'ordinaire le plâtre, parfois le mortier de chaux, mais alors la peinture n'a plus prise dessus. Les briques vernissées posées de champ sont d'un usage excellent, par suite de leur imperméabilité, dans les endroits exposés aux souillures (cuisines, cabinets d'aisances). Elles permettent des lavages faciles qui maintiennent ces endroits toujours propres.

A l'extérieur comme à l'intérieur, les murs crépis sont souvent recouverts d'une couche de peinture à l'huile qui n'est pas imperméable au point de s'opposer aux échanges gazeux. Toutefois, il est préférable de remplacer la céruse (hydrocarbonate de plomb), généralement employée pour cet usage, par le blanc de zinc (oxyde de zinc) qui ne noircit pas sous l'influence de l'acide sulfhydrique, et dont les poussières sont infiniment moins dangereuses. On peut se contenter d'une couche de peinture à la chaux qui a l'avantage de tuer les microbes. L'emploi des papiers à l'intérieur des appartements n'est pas toujours sans inconvénient; les couleurs à base de plomb ou d'arsenic (papiers verts) qui les décorent ont causé parfois des empoisonnements : il est bon d'en faire un choix éclairé.

Les fenêtres percées dans les parois des murs doivent être distribuées sans parcimonie : elles permettent d'inonder les pièces de lumière; malheureusement elles ne protègent pas les appartements contre le froid de l'hiver; il serait facile d'y remédier pourtant par l'usage de doubles fenêtres. La couche d'air ainsi immobilisée entre les deux fenêtres forme un matelas protecteur et n'empêche pas l'accès de la lumière (ces doubles fenêtres sont très employées en Russie).

Planchers. — Dans les sous-sols et au rez-de-chaussée, on emploie des carreaux en briques, très recommandables dans les cuisines où leur lavage est facile; dans les autres pièces du rez-de-chaussée et des étages, on peut aussi faire usage de parquets qui ont l'avantage d'être mauvais conducteurs et moins froids aux pieds On obtient un parquet excellent au rez-de-chaussée, en l'appliquant sur une couche de bitume encore chaude dans laquelle il se trouve comme scellé. Le bitume étant imperméable, le parquet n'est pas exposé à pourrir et dure longtemps ; il n'engendre aucune altération de l'air. Mais les parquets se disjoignent et accumulent des poussières dans leurs fentes : on prévient en partie ces inconvénients en étendant à leur surface de la peinture, de la cire, différents vernis.

De la hauteur des maisons. — En principe, la même famille devrait seule habiter une maison entière n'ayant qu'un ou deux étages. Mais, dans les villes, le prix élevé du sol engage les propriétaires à en tirer le plus grand profit possible en élevant les maisons de cinq, six étages et plus. Les étages inférieurs sont privés de lumière, surtout les pièces donnant sur la cour presque toujours étroite et sombre.

Une habitude déplorable à signaler, en particulier à Paris, consiste à réserver les pièces les plus éclairées comme appartements de réception (par conséquent inhabités le plus souvent), tandis que les chambres à coucher s'ouvrent sur d'affreux boyaux généralement sans air ni lumière.

Cette accumulation d'ètres sur une même surface contribue beaucoup aux diverses souillures du sol et de l'air : les statistiques montrent que l'état sanitaire d'une ville est d'autant meilleur que la surface occupée par chaque habitant est plus considérable.

Nous avons dit que l'habitation des sous-sols doit être proscrite absolument ; il en est de même pour les combles. L'hiver, le froid y est terrible ; l'été, la chaleur y est insupportable. L'hiver oblige les pauvres gens habitant les combles à tout fermer hermétiquement et à employer des systèmes de chauffage toujours primitifs et malsains ; l'aération y est donc nulle. L'été les oblige à tout ouvrir et les malheureux sont exposés à des courants d'air des plus dangereux.

Pour les autres étages, les supérieurs doivent être préférés; l'air y arrive plus abondant et moins souillé, la lumière plus vive.

Nous n'avons pas à revenir ici sur ce que nous avons dit à propos du chauffage, de l'éclairage et de la ventilation (voyez page 36 et suivantes).

§ 2. — ÉLOIGNEMENT DES RÉSIDUS DE LA VIE

Les conditions exposées précédemment ne sont pas les seules qui assurent la salubrité de la maison; il en est une autre qui semble encore plus importante : c'est *l'évacuation la plus rapide, la plus complète de tous les déchets organiques produits par la vie journalière.*

Ces déchets sont constitués par les déjections humaines, par les débris de cuisine et les eaux ménagères (eaux de vaisselle, de toilette); on peut y ajouter les poussières apportées par l'air ou les vêtements.

Maladies dues à la malpropreté. — Ces résidus agissent sur l'économie par l'intermédiaire de l'air, de l'eau de boisson qu'ils peuvent souiller, ou bien par leur contact direct. Est-il besoin de faire remarquer que les matières fécales sont les plus dangereuses? Ne serait-ce qu'à titre de corps étrangers, ces résidus de la vie ou leurs produits de fermentation exercent leur action sur le tube digestif ou les voies respiratoires par où ils s'introduisent dans l'organisme, produisant ici les affections de poitrine, la dégénérescence scrofuleuse, là des diarrhées. Ils affaiblissent ainsi des organes dont la résistance à l'infection diminue d'autant; ces organes sont dès lors sujets à la tuberculose, la fièvre typhoïde, le choléra, etc. Les épidémies atteignent avec plus d'intensité les agglomérations, les quartiers pauvres des villes où les soins de propreté sont généralement négligés. Le typhus exanthématique frappe de préférence les vagabonds pour qui les soins de propreté semblent choses très secondaires, les armées en campagne que les préoccupations de l'heure présente forcent à négliger ces mêmes soins.

D'autre part, ces déchets peuvent recéler des germes pathogènes (fièvre typhoïde, choléra), contaminer l'eau et la rendre éminemment dangereuse.

Tout ceci justifie l'attention que nous devons apporter à nous débarrasser des résidus de la vie le plus rapidement et le mieux possible.

1° Éloignement des ordures ménagères. — Dans les campagnes surtout, et même dans beaucoup de villes, le procédé consiste simplement à déposer les ordures sur la voie publique où elles séjournent plus ou moins longtemps avant d'être enlevées ; parfois même la pluie est seule chargée de les entraîner.

A Paris, les ordures sont déposées dans des caisses en fer galvanisé étanches, qu'on place le matin sur le trottoir ; le contenu de ces boîtes est versé directement dans le tombereau qui l'emporte hors de la ville. Ainsi est évitée la dissémination des résidus de l'habitation.

Les *ordures de chaque ménage* doivent être soigneusement vidées, *au moins chaque soir*, dans un récipient commun à tous les locataires. L'emplacement choisi pour cette caisse doit être tel que les émanations n'en puissent parvenir dans les appartements.

2° Eaux ménagères. — Elles ne doivent jamais être jetées au ruisseau. Il faut proscrire absolument les *trous perdus, puisards, citernes* destinés parfois à recevoir les eaux ménagères ; car le sol est saturé bientôt de matière organique qui ne s'y oxyde pas et tôt ou tard contamine les puits voisins.

Dans les villes qui possèdent des égouts, les tuyaux des éviers aboutissent trop souvent dans ces égouts par un tuyau de descente largement ouvert à la partie supérieure (fig. 21) ; dans certaines maisons même, les eaux des éviers sont reçues dans des seaux disposés au-dessous et versées avec les urines et les eaux de toilette dans les *plombs*. On appelle ainsi des sortes d'entonnoirs placés à la hauteur d'une

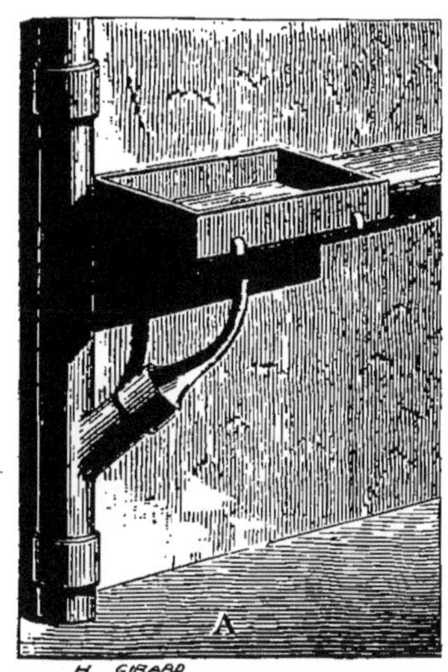

Fig. 21. — **Évier insalubre**. Le tuyau d'écoulement de l'évier se rend directement au tuyau de descente. L'air malsain de l'égout peut donc facilement pénétrer dans la pièce où se trouve l'évier.

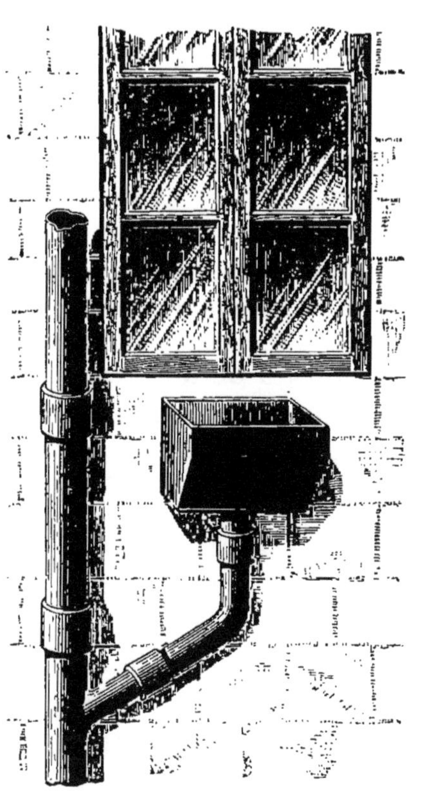

Fig. 22. — **Plomb insalubre.** L'air impur de l'égout et du tuyau de décharge pénètre dans la chambre chaque fois qu'on ouvre la fenêtre.

fenêtre (fig. 22) et communiquant avec l'égout.

Il est facile de concevoir l'insalubrité de tels dispositifs qui établissent une communication directe de la maison avec l'égout, et qui ramènent vers l'habitation des gaz pestilentiels.

Si on conserve les éviers et les plombs, il faut les munir d'appareils interceptant toute communication entre l'air de l'appartement et l'atmosphère de l'égout; les plus employés sont l'obturateur à cloche et le siphon (fig. 23). Ce dernier est muni de tampons permettant son nettoyage, lorsque des détritus s'y sont accumulés; souvent il est ventilé à sa partie supérieure par un tube

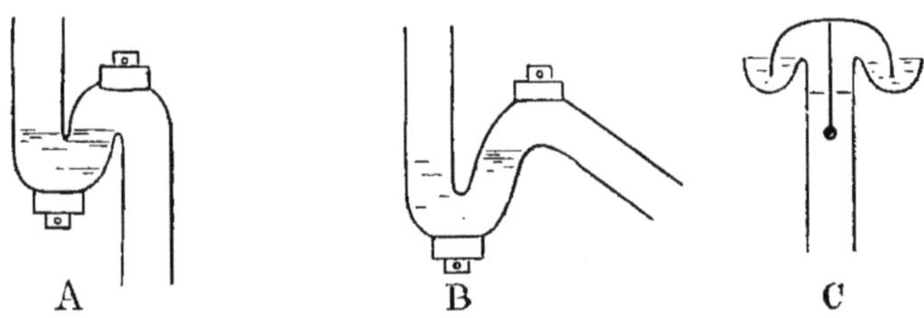

Fig. 23 — A, B, siphons d'écoulement.
C, obturateur à cloche, bonde syphoïde.

s'ouvrant au dehors : ainsi il ne risque pas de se siphonner lui-même (fig. 24).

3° **Déjections humaines**. — En tout temps, ce sont les matières les plus dangereuses; lorsqu'une épidémie se déclare (fièvre typhoïde, choléra), ces déjections sont particulièrement redoutables.

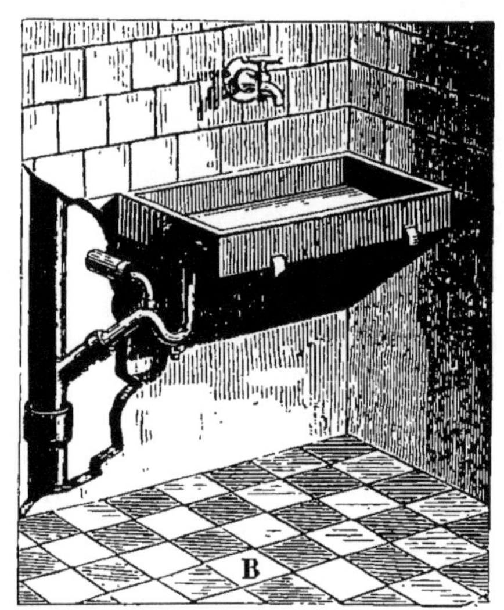

Fig. 24. — **Évier salubre** pourvu d'un siphon obturateur ventilé au sommet par un tube coudé qui s'ouvre au dehors. Le siphon ne peut ainsi se vider complètement.

Les cabinets d'aisances sont parfois établis en dehors de l'habitation; dans ce cas, ils offrent peu de danger. Mais il est commode, surtout pour la nuit, d'en avoir dans l'appartement même : ce qui a lieu presque toujours dans les villes. On doit *rigoureusement appliquer* à leur installation et à leur entretien les règles que l'hygiène a formulées.

Cabinets d'aisances insalubres. — A la campagne, les cabinets d'aisances sont trop souvent réduits à la plus grande simplicité : un trou creusé dans le sol et une planche percée au-dessus ; nous verrons plus loin comment on peut néanmoins les rendre salubres. Dans certaines villes et pour les cabinets fréquentés par beau-

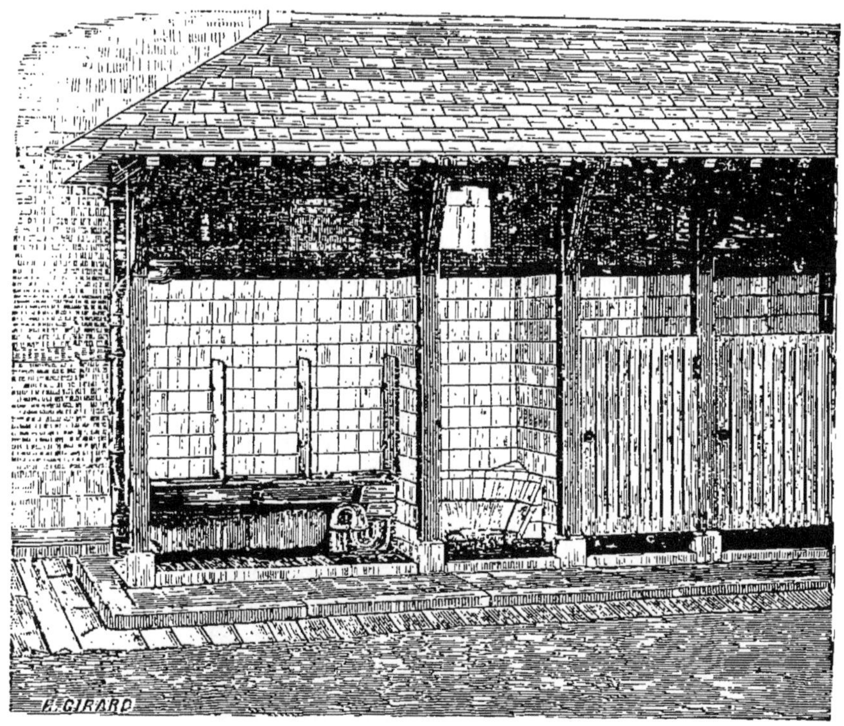

Fig. 25. — **Cabinets publics salubres (à la turque) avec urinoirs.** Les parois en sont revêtues de faïence. Un appareil de chasse placé sous le toit, débite par intermittence une grande masse d'eau dont une partie balaye l'auge ; l'autre partie, passant sous une grille, entraîne à la fois les souillures du sol de l'urinoir et des cabinets ; elle délaye, en outre, les matières fécales qu'elle conduit des cabinets à l'égout par l'intermédiaire d'un siphon disposé sous chaque orifice. (Voir aussi la fig. 26.)

coup de personnes, on trouve les latrines dites à la turque : le sol est formé par une dalle percée d'un trou généralement étroit et presque toujours, à cause de cela, souillé d'une façon horrible ; des gaz infects et malsains s'exhalent de ces latrines.

Les cabinets d'aisances des appartements sont constitués le plus souvent par une simple cuvette munie d'une soupape, obturant toujours très incomplètement, soupape qu'on peut faire mouvoir à l'aide d'une tige. La cuvette communique avec un tuyau allant rejoindre le tuyau de chute commun à tous les étages. On n'y fait couler d'eau que le strict nécessaire.

Le siège est souvent mal entretenu ; on finit par s'y accroupir au lieu de s'y asseoir ; il est affreusement sali au bout de peu de temps.

Cabinets d'aisances salubres. — Le seul moyen d'intercepter complètement l'air du tuyau de descente consiste dans l'emploi d'un siphon (fig. 27) adapté à

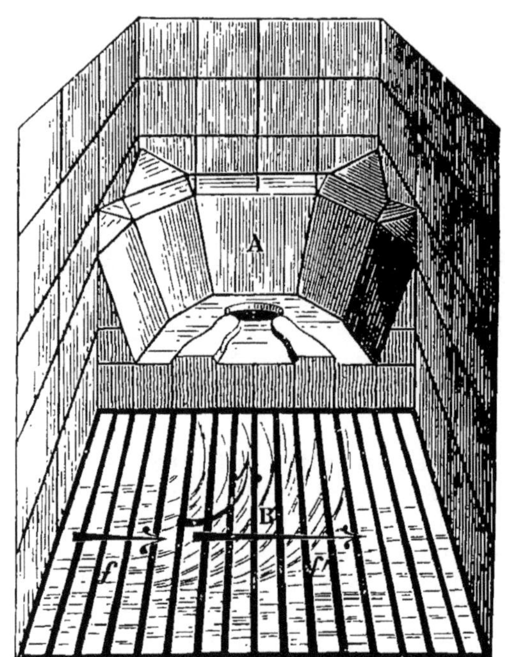

Fig. 26. — Agrandissement d'un cabinet salubre de la figure 25. A, siège et orifice d'un cabinet au-dessous duquel se trouve un siphon. B, grille sous laquelle se trouve un courant d'eau *f*, *f'*, se rendant d'une part au cabinet suivant à droite, d'autre part au siphon placé au-dessous de l'orifice A.

l'orifice et ventilé comme pour les éviers (fig. 24). Si on conserve la disposition à la turque (fig. 25 et 26), les parois et le sol doivent être recouverts d'une substance aussi imperméable que possible, ciment, verre, faïence.

Des lavages fréquents, automatiques dans le cas de latrines publiques, les maintiendront dans un état constant de propreté. Ces lavages abondants ne sont guère possibles dans le cas de fosses fixes qui seraient bientôt remplies et nécessiteraient une vidange trop fréquente. Pour les cabinets particuliers il est préférable d'employer une cuvette en porcelaine, de lavage facile, sur laquelle on s'assied directement. On peut appliquer sur cette cuvette un siège en bois mobile, verni ou ciré, peu absorbant et d'un entretien commode (fig. 27).

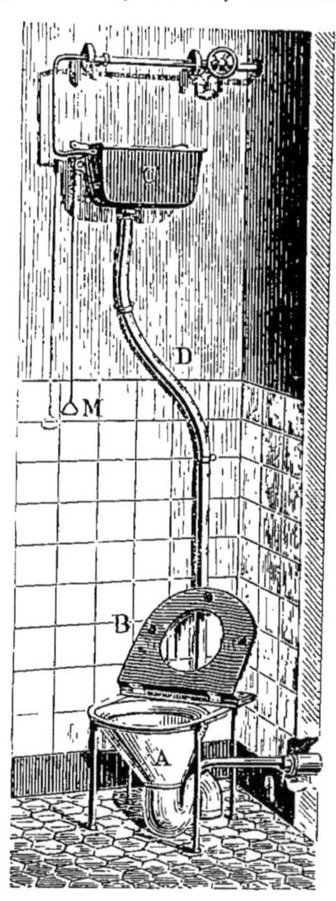

Fig. 27. — **Cabinet salubre**. A, cuvette en porcelaine avec siphon ventilé. B, siège en bois (relevé dans la figure). C, réservoir d'une contenance de 10 litres, se remplissant d'eau automatiquement. A l'aide d'une manette M, on fait écouler en une fois les dix litres d'eau par le tube D, pour laver la cuvette A.

Les matières fécales sont tantôt collectionnées pendant un temps plus ou moins long (fosses fixes, fosses mobiles), tantôt évacuées immédiatement (tout à l'égout); parfois on utilise un moyen terme (tinettes filtrantes).

Fosses fixes. — C'est le système le plus usité. Les fosses sont des récipients en maçonnerie placés au-dessous du niveau du sol.

La prudence exige qu'on les creuse, non sous l'habitation elle-même, mais à une certaine distance et à l'extérieur des fondations. Afin d'éviter toute infiltration en général et tout dégagement de gaz putrides dans les appartements, on doit pourvoir la fosse fixe de *parois absolument imperméables*, en *clore la partie supérieure à l'aide d'une plaque également imperméable* (dalle ou plaque de fonte) et y disposer un *tuyau de ventilation* qui, partant de la partie supérieure de la fosse, s'élève au-dessus du toit. Il est même prudent, pour activer le tirage, que ce tuyau soit accolé aux cheminées des cuisines. Ainsi les gaz putrides s'échapperont à un niveau où ils ne pourront guère altérer l'atmosphère de l'habitation. Toutefois les habitants des étages supérieurs ne sont qu'insuffisamment protégés contre ces émanations.

Inconvénients des fosses fixes. — Le tuyau d'aération dans certains cas peut fonctionner en sens inverse et produire un appel d'air ; si les appareils d'obturation dans les cabinets fonctionnent mal ou ferment incomplètement (fermetures à soupape), ils permettront l'accès, dans l'habitation, d'une partie des gaz malsains produits dans la fosse (acide sulfhydrique, plomb des vidangeurs). Enfin, si l'étanchéité parfaite des parois d'une fosse fixe est réalisée lors de sa construction, des fissures ne tardent pas cependant à s'y produire et la contamination des eaux d'alimentation est à redouter.

Il faut vider aussi souvent que possible les fosses fixes ; mais malgré les moyens assez perfectionnés dont on dispose dans les villes (aspiration dans des récipients clos par exemple), cette vidange ne s'opère pas sans le dégagement, dans l'atmosphère, de gaz nauséabonds et de particules dangereuses, même après désinfection de la fosse par le sulfate de fer (vitriol vert). Combien ces inconvénients sont-ils exagérés lorsque la vidange est faite avec des seaux ! (moyen primitif qu'on applique trop souvent dans certaines villes).

En temps d'épidémie, il est bon de désinfecter les fosses fixes par les sels de fer, de cuivre, de zinc, bien que ces moyens ne soient pas complètement efficaces.

Les sels de mercure sont plus actifs ; malheureusement ils sont coûteux et dangereux (voyez page 144).

Le sulfate de fer détruit l'acide sulfhydrique en l'oxydant.

A la campagne, on peut assainir les cabinets primitifs dont nous avons parlé plus haut, en utilisant le pouvoir oxydant considérable du sol. Après chaque visite, il suffit de recouvrir les matières fécales avec trois ou quatre fois leur poids de terre sèche. Les cabinets sont rendus presque inodores et les produits secs de vidange, qui en sont extraits au moins deux fois par an, constituent un excellent engrais. A la ville, un tel procédé n'est pas applicable.

Fosses mobiles. — Ce sont des récipients en tôle, d'une capacité de 1 à 2 hectolitres environ, placés sous le tuyau de chute ; on les enlève quand ils sont pleins, ou mieux tous les jours. Les fosses mobiles présentent sur les fosses fixes l'avantage que les déjections humaines séjournent peu dans l'habitation ; mais leur enlèvement est coûteux.

Système du tout à l'égout. — Il assure l'évacuation immédiate des matières fécales et eaux ménagères avant toute fermentation, permet un lavage abondant des cabinets d'aisances et réalise pour l'habitation l'idéal que se propose l'hygiéniste. Ce système nécessite la dépense d'une grande quantité d'eau : il faut, en effet, dans les cabinets et sur le trajet de la canalisation, installer des réservoirs de chasse pour délayer et entraîner les matières solides, par les égouts, en dehors des villes et sans stagnation possible. A ces matières se joignent les eaux de pluie et de lavage des chaussées. Le tout à l'égout se relie donc d'une manière intime à l'hygiène de l'agglomération urbaine dont la réalisation dépend de deux facteurs principaux : 1° établissement d'un bon réseau d'égouts sillonnant la ville de toutes parts ; 2° adduction d'une grande quantité d'eau, aussi pure que possible.

En France, le tout à l'égout est encore beaucoup discuté, parce qu'on n'a pas suffisamment compris que le délayage des matières fécales nécessite l'emploi d'une énorme quantité d'eau; aussi l'application de ce système est-elle peu répandue.

Le plus généralement (système des égouts unitaires), les tuyaux des cabinets d'aisances et des éviers, munis de siphons en plusieurs endroits de leur trajet, sont en relation directe avec l'égout qui traverse la rue ; parfois il existe une canalisation spéciale *à petite section* ne recevant que les matières fécales et les eaux ménagères; alors, de nombreux réservoirs de chasse sont disposés le long de la canalisation et empêchent toute stagnation. Ce système, un peu plus compliqué que le premier, est moins fréquemment employé.

Tinettes filtrantes. — En principe, l'emploi des tinettes a pour objet la séparation des matières sèches et des matières liquides; ces dernières sont seules conduites à l'égout, tandis que les matières solides, retenues dans les tinettes, sont enlevées par les méthodes de vidange ordinaire. Une *tinette filtrante* consiste en une fosse mobile divisée en deux parties inégales par une cloison verticale percée de trous. Les matières fécales tombent dans le plus grand compartiment, les liquides traversent la cloison perforée et se rendent à l'égout : telle est, du moins en théorie, la marche de l'appareil ; en pratique, ou bien les trous de la plaque sont petits pour ne laisser passer guère que le liquide, alors ils sont bientôt bouchés et l'on a la fosse mobile ordinaire ; ou bien ils ont un grand diamètre, les matières, délayées par l'eau de lavage, passent toutes et la tinette ne retient que le papier. Malgré sa complication plus grande, le système des tinettes filtrantes n'est plus alors que l'« hypocrisie du tout à l'égout ».

§ 3. — DESTINATION DES EAUX D'ÉGOUT

Si l'application du tout à l'égout présente les avantages considérables que nous avons signalés au point de vue de la salubrité de l'habitation, encore faut-il que ces avantages ne s'acquièrent pas en infectant les localités où sont déversées les eaux impures.

Divers procédés sont employés pour éloigner ces eaux :

1° Projection à la mer ;

2° Déversement aux cours d'eau ;

3° Traitement chimique ;

4° Épuration par le sol.

1° **Projection à la mer.** — Le procédé qui paraît le plus rationnel au premier abord consiste à conduire ces résidus à la mer, où il semble qu'ils disparaîtront inaperçus. Mais, outre que ce procédé est très coûteux pour les villes un peu éloignées du littoral, il détermine une perte considérable, celle de l'engrais que représentent ces résidus, et qu'on estime annuellement à 40 millions de francs pour Londres seulement. De plus, ces immondices, ne pouvant être conduits en pleine mer, sont étalés par la marée sur le rivage qui devient inhabitable, tant pour les baigneurs que pour les pêcheurs dont les captures sont réduites dans de fortes proportions.

2° **Déversement aux cours d'eau.** — C'est là un moyen plus économique, mais on a dit plus haut quelles en sont les conséquences fâcheuses, au moins sur une longueur assez considérable du parcours des fleuves ainsi souillés.

A ce point de vue, deux facteurs doivent être envisagés :

1° La quantité de débris organiques dont il faut se défaire ;

2° Le débit du cours d'eau.

Le déversement des immondices aux cours d'eau est assez inoffensif, si une faible quantité d'eau d'égout est diluée dans un fleuve à débit considérable: ainsi la souillure du Rhin à Cologne est très faible relativement à celle que subissait autrefois la Tamise, avant que les eaux d'égout de Londres fussent envoyées directement à la mer : Cologne n'a que 150,000 habitants ; Londres, 3 à 4 millions ; le Rhin débite à Cologne 82 millions de mètres cubes par jour; la Tamise, à peine 2 millions : c'est-à-dire que la Tamise, dont le débit est quarante fois plus faible à Londres que celui du Rhin à Cologne, recevait vingt fois plus de matières organiques.

La Seine à Paris reçoit la majeure partie des eaux d'égout de Paris et de sa banlieue : 350 000 mètres cubes environ par jour, comprenant la vidange de 30 000 tinettes filtrantes et chutes directes à l'égout; or, elle ne débite souvent en été que 45 mètres cubes à la seconde, soit 4 millions de mètres cubes environ par jour; ainsi, d'après le calcul de Gérardin, l'eau d'égout peut n'être diluée dans l'eau de Seine que dans le rapport de 1 à 13.

La Seine constitue donc, en été surtout et pour les populations riveraines en aval, une véritable source d'infection et un sérieux danger, ses eaux étant souvent employées pour l'alimentation [1].

3° **Épuration chimique**. — On a tenté, avant de rejeter les eaux d'égout aux fleuves, de les soumettre à une épuration chimique. Cette épuration nécessite des bassins de repos d'étendue considérable, n'enlève guère que les matières en suspension dans l'eau et laisse les

1. Dilution de l'eau d'égout dans diverses rivières.

			1 litre d'eau d'égout est dilué	
A Londres (Tamise)	3 à 4 000 000 hab.	dans	4 litres 40	d'eau de rivière
— Paris (Seine)	2 500 000 —	—	13 —	—
— Munich (Isar)	200 000 —	—	85 à 144	—
— Francfort (Mein)	137 000 —	—	1 000 —	—
— Cologne (Rhin)	150 000 —	—	3 600 —	—

matières organiques dissoutes. Elle est donc inefficace ; de plus, elle est dispendieuse.

4° **Épandage des eaux d'égout**, — Le procédé incontestablement le plus avantageux consiste à utiliser le sol lui-même pour la purification des eaux.

Si le terrain choisi est assez perméable pour que l'air le pénètre abondamment, le ferment nitrique (aérobie) et la végétation détruisent rapidement la matière organique. Le sable, le calcaire, même les argiles sablonneuses conviennent bien. Le terrain d'épandage est nivelé en pente douce; il est drainé, divisé par des rigoles nombreuses et méthodiquement tracées, entouré de canaux d'évacuation pour les eaux épurées. On estime qu'un hectare peut épurer de 8 à 10 000 mètres cubes d'eau par an (100 000 d'après quelques auteurs); cette quantité est variable d'ailleurs avec la composition du sol et l'état d'impureté de l'eau. L'irrigation doit se faire par intermittences; il faut ameublir souvent le sol pour lui rendre toute sa porosité.

Le sol ainsi traité permet des cultures très variées. A Gennevilliers, on y cultive sutout les plantes (légumes) qui se prêtent à une culture intensive, puisque l'engrais est abondant. Partout les résultats que fournissent ces cultures sont remarquables; non moins remarquable est l'épuration de l'eau.

État de l'eau épurée. — Marié-Davy a reconnu que l'épuration ne laisse que 6 grammes d'azote à l'état organique sur 2 262 grammes existant dans l'eau à épurer (soit 0,265 pour 100); 11 grammes d'azote à l'état ammoniacal sur 10 597 grammes (soit 0,103 pour 100).

Au point de vue bactériologique, on trouve, d'après M. Miquel :

	Bactéries par c. c.
Eaux d'égout de Paris.	13 800 000
Eaux des drains de Gennevilliers, en moyenne.	7 000

Parmi les bactéries qui persistent ainsi dans les eaux épurées, se trouve-t-il des bactéries pathogènes ? Telle est la plus grave objection qui ait été opposée à la pratique du tout à l'égout avec épuration par le sol. Il est acquis que la bactéridie charbonneuse et le vibrion septique peuvent être conservés ; quant aux autres microbes, on n'a pas de données à leur sujet.

Etat sanitaire des terrains d'épandage. — Les statistiques nous apprennent que, dans les régions irriguées par les eaux d'égout, la mortalité n'est pas supérieure à celle des pays voisins ; peut-être même est-elle atténuée.

A Heubude (irrigation de Danzig), la mortalité est tombée de 4,89 à 3,52 pour 100, depuis l'inauguration des cultures.

« Régulièrement, dit M. Arnould, l'irrigation transforme en oasis des terrains désolés. Tous les visiteurs sont frappés de l'aspect frais et riant du domaine d'Osdorf, au milieu de cette zone inculte et infertile qui environne Berlin. Aussi les maisons de campagne se pressent-elles autour de ce bouquet de verdure. L'école des Cadets de Lichterfeld borde le domaine d'Osdorf, comme les terrains de Craigentinny (irrigation d'Edimbourg) entourent un asile d'enfants et avoisinent des casernes où l'on se porte tout aussi bien que dans d'autres établissements congénères. »

La population de Gennevilliers est montée de 2 186 habitants en 1869 à 4,443 en 1886. La mortalité, qui était de 32 pour 1 000 en 1865, est descendue à 25 pour 1 000 en 1876, à 22 pour 1 000 en 1882. « La commune n'a pas eu de fièvre typhoïde depuis longtemps, elle a échappé au choléra en 1884 ; la fièvre intermittente y est tout aussi rare que dans les communes plus éloignées où l'on n'irrigue pas ; spécialement on n'y voit ni charbon ni septicémie. »

Conclusion. — De tous les modes d'évacuation de

déchets organiques, le système du tout à l'égout installé d'une manière normale, c'est-à-dire avec une dilution abondante et une canalisation parfaite des égouts, est le système auquel il faut accorder la préférence. Les critiques dont il a été l'objet portent à faux, si les eaux souillées sont épurées par un épandage intelligemment fait, lequel, loin de présenter des inconvénients, est une source de richesse pour les contrées où il est appliqué.

CHAPITRE VI

NOTIONS DE POLICE SANITAIRE

§ 1. — POLICE SANITAIRE DES HOMMES

Comparaison de la natalité et de la mortalité.

Le docteur Langlet, député de Reims, a présenté à la Chambre des députés, au nom de la commission chargée d'examiner le projet de loi sur la santé publique, un magnifique rapport annexé au procès-verbal de la séance du 13 juillet 1892. Nous nous sommes inspirés de ce beau travail qui nous a fourni les données numériques exposées ici.

Le nombre des naissances décroît constamment en France depuis douze ans. Alors qu'en 1881 il était de 937 850, il est tombé en 1890 à 803 059 : soit une diminution de 133 998 naissances de l'année 1890 par rapport à l'année 1881.

Cette diminution de la natalité n'est-elle pas un véritable désastre national? Il est un moyen d'y remédier, en partie du moins, par une diminution importante de la mortalité. L'hygiène s'impose ici avec toutes ses règles, dont la scrupuleuse application préservera de la mort nombre d'individus débiles, leur permettra d'acquérir la santé et conservera la vigueur chez les personnes saines.

C'est dans le premier âge que la mortalité est la plus accusée. Sur 1 000 enfants qui naissent en France, il en disparaît 167 dans la première année. (L'hygiène publique d'un pays qui, sur 800 000 naissances, perd dans la première année près de 135 000 enfants, est manifestement insuffisante).

650 jeunes gens seulement sur 1 000 parviennent à l'âge de vingt ans.

A quarante cinq ans, près de la moitié ont été enlevés, faisant disparaître avec eux tout le capital dépensé pour les élever et toute la valeur qu'ils auraient pu produire.

Une première donnée permettant de remédier à la mortalité est le *séjour à la campagne* où la mortalité est de 21 pour 1 000, alors que dans les villes, en France, elle s'élève à 26,1 en moyenne.

La santé publique est mieux assurée dans les campagnes; malheureusement, c'est là que les naissances ont diminué le plus, parce que les paysans qui ont fait quelques économies les réservent pour un ou deux enfants auxquels ils veulent épargner les rudes labeurs et dont ils rêvent de faire des citadins. Les populations s'accumulent en effet dans les villes où les dangers de la vie sont cependant plus grands.

« *Les villes sont le gouffre de l'espèce humaine*, » a dit trop justement J.-J. Rousseau.

Il est urgent qu'un tel mouvement migratoire des campagnes vers les villes s'arrête; mais, comme il faut peu espérer de la sagesse du peuple à ce point de vue, on doit songer à améliorer le plus possible l'hygiène des villes, en y perçant de larges rues bien aérées, maintenues dans un état de propreté parfait et constant, en y construisant des égouts bien aménagés avec une évacuation rapide, en y faisant accéder une quantité d'eau *pure* abondante, en y assurant l'application stricte de toutes les mesures hygiéniques concernant l'alimentation générale, les soins à donner aux malades chez eux ou dans des hôpitaux bien conditionnés pour les pauvres, un sage isolement des individus atteints de maladies transmissibles.

Il est à remarquer qu'en effet, *dans toutes les villes où des travaux d'assainissement ont été menés à bien, la mortalité a diminué dans de notables proportions.*

A Paris, dans le 8e arrondissement (Champs-Élysées), la mortalité a été, en 1891, de 11,48 pour 1000 tandis qu'elle a atteint 26,5 dans le 19e arrondissement et 28,6 dans le 13e, ces derniers étant des quartiers où s'accumule une population pauvre, condensée, où la propreté la plus élémentaire est trop souvent méconnue.

A Marseille, en 1830, la mortalité était de 40 pour 1000. On exécuta le canal de la Durance; la plupart des maisons furent pourvues d'eau abondante et pure; un premier réseau d'égouts se branchant sur un collecteur général qui drainait la ville du sud au nord, les eaux de la ville furent conduites en pleine mer au delà de la grande jetée des nouveaux ports. Grâce à ces travaux, la mortalité descendit à 25 pour 1000 en 1850. En 1854, le choléra, provenant de l'Orient, sévit à Marseille; la mortalité s'élève brusquement à 47 et se maintient pendant les années suivantes à 30 pour 1000. Cette proportion élevée est due à ce que, sur le parcours du canal de la Durance, dont les eaux étaient primitivement pures, des agglomérations se forment et des usines contaminent rapidement ces eaux. Malheureusement pour Marseille, en 1858, meurt le directeur des travaux de la ville, l'œuvre d'assainissement est inachevée et la mortalité reste élevée; il faut une nouvelle invasion du choléra en 1885 pour décider la municipalité à s'occuper à nouveau de l'assainissement de la ville. En 1887 seulement, les dépotoirs de balayures et d'immondices sont supprimés sur tout le territoire de la ville et la mortalité diminue brusquement de 35 (1886) à 28,68 pour 1000 (1887).

Cette diminution s'est encore accentuée en 1888 et 1889; en 1890, malgré l'influenza, le chiffre des décès n'est plus que de 22,26 pour 1000.

Les besoins les plus pressants, ceux que M. le Dr Langlet a mis nettement en relief dans son rapport concernant l'hygiène générale de notre pays sont :

L'obligation pour les communes de faire les travaux d'assainissement nécessaires ;

La déclaration des maladies infectieuses;

La vaccination et la revaccination obligatoires;

L'obligation, pour chaque commune, d'avoir un règlement sanitaire qu'elle sera tenue d'appliquer;

La création d'un personnel d'inspecteurs sanitaires dans les départements.

Ces mesures diverses ont été adoptées par la Chambre des Députés dans les séances des 26 et 27 juin 1893. La loi, votée par la Chambre, est soumise actuellement à l'approbation du Sénat qui doit s'en occuper sans retard. Les autorités locales se montreront prudentes et sages en exigeant l'application immédiate et ferme de toutes les prescriptions que contient la loi.

Par de telles mesures, 300 000 *existences* seront peut-être sauvegardées tous les ans dans notre pays; la France conservera l'une des sources de sa prospérité : plus vigoureux seront, en effet, les bras nécessaires à l'agriculture et à l'industrie, plus nombreuses les intelligences indispensables à la progression normale de notre richesse nationale.

LOI

pour la

PROTECTION DE LA SANTÉ PUBLIQUE

votée par la Chambre des Députés les 26 et 27 juin 1893 soumise à l'approbation du Sénat.

Mesures sanitaires relatives aux localités.

Article premier. — Lorsque l'état sanitaire d'une commune nécessite des travaux d'assainissement, notamment lorsqu'une commune n'est pas pourvue d'eau potable de bonne qualité ou en quantité suffisante ou bien quand les eaux usées y restent stagnantes au milieu des habitations, le préfet, sur le rapport de l'inspecteur sanitaire, invite le Conseil départemental d'hygiène à délibérer sur l'utilité et la nature des travaux jugés nécessaires.

En cas d'avis contraire à l'exécution des travaux ou de réclamation de la part de la commune, le préfet transmet la délibération du Conseil au Ministère de l'Intérieur, qui soumet la question au Comité consultatif d'hygiène publique de France.

Sur l'avis conforme du Conseil départemental d'hygiène ou du Comité consultatif d'hygiène publique, le préfet met la commune en demeure de procéder aux travaux.

Si le Conseil municipal n'a pris, dans le délai de trois mois à partir de ladite mise en demeure, aucune mesure en vue de l'exécution des travaux, ou s'il est devenu manifeste qu'il se refuse à leur exécution, un décret du Président de la République ordonnera ces travaux dont la dépense pourra être mise intégralement à la charge de la commune, dans les conditions de la loi du 16 septembre 1807. Ce décret sera rendu en Conseil d'État.

Le Conseil général statue, dans les conditions prévues par l'article 46 de la loi du 10 août 1871, sur la participation du département aux dépenses des travaux ci-dessus spécifiés.

Art. 2. — Le décret déclarant l'utilité publique du captage d'une source pour le service d'une commune déterminera, s'il y a lieu, en même temps que les terrains à acquérir en pleine propriété, un périmètre de protection contre les pollutions de la dite source.

Il est interdit d'épandre sur les terrains compris dans ce

périmètre des engrais humains et d'y forer des puits sans autorisation.

L'indemnité qui pourra être due au propriétaire de ces terrains sera déterminée suivant les formes de la loi du 3 mai 1841 sur l'expropriation publique, comme pour les héritages acquis en pleine propriété.

Mesures sanitaires relatives aux immeubles.

Art. 3. — Lorsqu'un immeuble, bâti ou non, attenant ou non à la voie publique, est dangereux pour la santé des occupants ou des voisins, le maire ou l'inspecteur sanitaire invite la Commission sanitaire, prévue à l'article 16 de la présente loi, à délibérer sur l'utilité et la nature des travaux à exécuter.

La délibération de cette Commission est déposée à la mairie, et le propriétaire ou l'usufruitier mis en demeure d'en prendre communication.

Ils peuvent, ainsi que le maire, produire leurs observations dans le délai de huit jours.

En cas de contestation, la délibération et les observations des contestants sont transmises au Préfet, qui les soumet au Conseil départemental d'hygiène.

Dans le cas où l'avis de la Commission n'a pas été contesté, ou s'il a été contesté après notification par le Préfet de l'avis du Conseil départemental d'hygiène, le maire prend un arrêté ordonnant les travaux reconnus nécessaires et met le propriétaire en demeure de les exécuter.

Art. 4. — Un délai, qui ne peut être moindre de un mois, est accordé pour commencer les travaux. Pendant ce délai, les intéressés peuvent se pourvoir devant le Conseil d'État contre l'arrêté du maire pour excès de pouvoir ou inobservation du règlement. Ce pourvoi est suspensif.

Les délais impartis étant expirés sans qu'il y ait eu commencement d'exécution, le contrevenant est poursuivi devant le juge de paix qui autorise le maire, à défaut de l'intéressé, à faire exécuter les travaux d'office et aux frais du propriétaire ou de l'usufruitier, sans préjudice des amendes, restitutions, dommages et intérêts auxquels le contrevenant pourra être condamné, conformément aux articles 471, paragraphe 15, du Code pénal et 161 du Code d'instruction criminelle. La dépense et les frais résultant de l'exécution des travaux constitueront une créance privilégiée sur le prix de l'immeuble, aux termes de l'article 2103, paragraphe 5. Toutefois, le privilège devra être conservé par une inscription qui sera requise sur la production du jugement du juge de paix et des mémoires acquittés des ouvriers.

Art. 5. — Si l'assainissement de l'immeuble ou de la partie d'immeuble est déclaré impossible par la Commission sanitaire ou le Conseil départemental d'hygiène, le maire interdit l'habitation ou l'usage, jusqu'à ce que les conditions d'insalubrité aient disparu.

L'arrêt prononçant cette interdiction devra être revêtu de l'approbation du préfet. En cas d'infraction à cet arrêté, le contrevenant sera poursuivi devant le tribunal correctionnel et condamné à une amende de 16 à 500 francs.

Art. 6. — Dans les cas d'urgence constatée dans les arrêtés du maire, c'est-à-dire en cas d'épidémie ou d'autre danger pour la santé publique, le Préfet peut ordonner l'exécution provisoire des arrêtés du maire, tous droits réservés.

Art. 7. — Lorsque l'insalubrité est le résultat de causes extérieures et permanentes, ou lorsque les causes d'insalubrité ne peuvent être détruites que par des travaux d'ensemble, la commune peut acquérir, suivant les formes et après l'accomplissement des formalités prescrites par la loi du 3 mai 1841, la totalité des propriétés comprises dans le périmètre des travaux. Les portions de ces propriétés qui, après l'assainissement opéré, resteraient en dehors des alignements arrêtés pour les nouvelles constructions, pourront être revendues aux enchères publiques sans que, dans ce cas, les anciens propriétaires ou leurs ayants droit puissent demander l'application des articles 60 et 61 de la loi du 3 mai 1841.

Art. 8. — Dans les agglomérations de 5 000 habitants et au-dessus, aucune habitation ne peut être construite sans un permis du maire constatant que, dans le projet qui lui a été soumis, les conditions de salubrité prescrites par le règlement sanitaire prévu à l'article 16 sont observées.

Aucune habitation nouvellement construite ne peut être occupée qu'après autorisation délivrée par le maire, sur le rapport du service sanitaire et constatant que les prescriptions réglementaires ont été observées.

Le préfet peut, après avis du Conseil départemental, appliquer cette règle à une agglomération de moins de 5 000 habitants.

Mesures sanitaires relatives aux personnes.

Art. 9. — La déclaration à l'autorité publique de tout cas de maladie infectieuse est obligatoire pour tout docteur, officier de santé ou sage-femme qui en a constaté l'existence, ou, à défaut, pour le chef de famille, maître d'hôtel ou directeur d'établissement ou les personnes qui soignent les malades.

La liste de ces maladies est dressée par arrêté du Ministre de l'Intérieur sur avis conforme de l'Académie de médecine et du Comité consultatif d'hygiène publique de France.

Art. 10. — La vaccination antivariolique est obligatoire au cours de la première année de la vie ;

La revaccination au cours de la onzième et de la vingt et unième année.

Les parents ou tuteurs sont tenus personnellement à l'exécution de la dite mesure.

Art. 11. — Lorsqu'en dehors des maladies prévues par la loi du 3 mars 1882 une épidémie menace le territoire de la République ou s'y développe, et que les moyens de défense locaux sont reconnus insuffisants, le Président de la République peut, après avis du Comité consultatif d'hygiène publique de France, déterminer par décret les mesures propres à empêcher la propagation de cette épidémie.

Il règle les attributions, la composition et le ressort des autorités et administrations chargées de l'exécution de ces mesures et leur délègue pour un temps déterminé le pouvoir de les exécuter.

Les décrets et actes administratifs qui prescrivent l'application de ces mesures sont exécutoires dans les vingt-quatre heures à partir de leur publication au *Journal officiel*.

Organisation sanitaire.

Art. 12. — Le Comité consultatif d'hygiène publique de France délibère sur toutes les questions intéressant l'hygiène publique, l'exercice de la médecine et de la pharmacie, les conditions d'exploitation ou de vente des eaux minérales, sur lesquelles il est consulté par le gouvernement.

Il est nécessairement consulté sur les travaux publics d'assainissement ou d'amenée d'eau d'alimentation et sur le classement des établissements insalubres.

Art. 13. — Le Conseil d'hygiène de chaque département ou les Commissions sanitaires doivent être consultées sur les objets énumérés à l'article 9 du décret du 18 décembre 1848, sur l'alimentation en eau potable des agglomérations, sur la statistique démographique et la géographie médicale, sur les règlements sanitaires communaux et généralement sur toutes les questions intéressant la santé publique, dans les limites de leurs circonscriptions respectives.

Art. 14. — Dans chaque département, le Conseil général, après avis du Conseil d'hygiène départemental, délibère, dans les conditions prévues par l'article 48 de la loi du 10 août 1871, sur l'organisation du service de l'hygiène publique dans le département, notamment sur la subdivision du département en circonscriptions sanitaires pourvues chacune d'une commission sanitaire ; sur la composition, le mode de fonctionnement, la publication des travaux et les dépenses du Conseil départemental et des Commissions sanitaires ; sur la valeur des jetons de présence et les frais de déplacement.

Le Conseil d'hygiène départemental se composera de quinze membres au moins. Il comprendra nécessairement deux conseillers généraux, trois médecins, dont un de l'armée de terre ou de mer, un pharmacien, l'ingénieur en chef, un architecte et un vétérinaire.

Le plus âgé des conseillers généraux présidera le Conseil, qui nommera dans son sein pour deux ans un vice-président et un secrétaire chargé de rédiger les délibérations du Conseil.

Le Conseil pourra ordonner toutes mesures d'instruction qu'il jugera convenable et ne prendra de décision que si les deux tiers au moins de ses membres sont présents et après avoir appelé les intéressés.

Les membres du Conseil départemental sont nommés pour quatre ans et renouvelés par moitié tous les deux ans; les membres sortants sont rééligibles.

Chaque commission sanitaire de circonscription sera composée au moins de sept membres pris dans la circonscription. Elle comprendra nécessairement un conseiller général, un médecin, un architecte ou tout autre homme de l'art, et un vétérinaire.

Le conseiller général présidera la commission, qui nommera dans son sein, pour deux ans, un vice-président et un secrétaire chargé de rédiger les délibérations de la commission.

La commission pourra ordonner toutes mesures d'instruction qu'elle jugera convenable et ne prendra de décision que si les deux tiers au moins de ses membres sont présents et après avoir appelé les intéressés.

Les membres des commissions sanitaires sont nommés pour quatre ans et renouvelés par moitié tous les deux ans; les membres sortants sont rééligibles.

A défaut de délibération du Conseil général sur les objets prévus au paragraphe précédent, ou en cas de suspension de la délibération en exécution de l'article 49 de la loi du 10 août 1871, il pourra être pourvu à la réglementation du service par un décret rendu dans la forme des règlements d'admin stration publique.

Art. 15. — Dans chaque département, un service d'inspection est chargé de provoquer les mesures à prendre dans l'intérêt de l'hygiène et de l'assistance publique et de veiller à l'exécution des lois, des règlements et des décisions de l'autorité administrative en ces matières.

Ce service comprend un inspecteur départemental et, suivant les cas, un ou plusieurs inspecteurs adjoints.

Les inspecteurs et inspecteurs adjoints sont nommés par le ministre; leur traitement est à la charge de l'État.

Les inspecteurs, inspecteurs adjoints et membres régulièrement délégués des conseils et des commissions sanitaires, constatent les contraventions, dressent des procès-verbaux qui font foi jusqu'à preuve contraire. A cet effet, ils prêtent serment devant le président du Tribunal civil.

Art. 16. — Dans toute commune, le maire est tenu de prendre un arrêté portant Règlement sanitaire. Ce règlement comprend les mesures propres à protéger la santé publique, notamment en ce qui concerne les maladies infectieuses et transmissibles, la salubrité des maisons et des agglomérations.

Le dit règlement est approuvé par le préfet après avis du Conseil d'hygiène du département. Si, dans le délai d'un an à partir de la promulgation de la présente loi, une commune n'a pas de règlement sanitaire, il lui en sera imposé un d'office par un arrêté du préfet, le Conseil d'hygiène entendu.

Dans le cas où plusieurs communes auraient fait connaître leur volonté de s'associer, conformément à la loi du 22 mars 1890, pour l'exécution des mesures sanitaires, elles pourront arrêter un même règlement qui leur sera rendu applicable suivant les formes prévues dans la dite loi.

Dépenses, pénalités, dispositions diverses.

Art. 17. — Les dépenses résultant de la délibération du Conseil général ou du décret prévu par l'article 12 sont assimilées aux dépenses classées sous les paragraphes 1 à 4 de l'article 60 de la loi de 10 août 1871.

Art. 18. — Les dépenses résultant pour la commune ou les syndicats de communes de l'application des règlements sanitaires sont comprises parmi les dépenses obligatoires pour les communes spécifiées à l'article 136 de la loi municipale de 1884.

Art. 19. — Quiconque, par négligence ou incurie, dégradera des ouvrages publics ou communaux destinés à recevoir ou à conduire des eaux d'alimentation ; quiconque, par négligence ou incurie, laissera introduire des matières excrémentielles ou toute autre matière susceptible de nuire à la salubrité dans l'eau des sources, des fontaines, des puits, citernes, conduites, aqueducs, réservoirs d'eau servant à l'alimentation publique, sera puni des peines portées aux articles 479 et 480 du Code pénal. Tout acte volontaire de même nature sera puni des peines portées à l'article 267 du Code pénal.

Art. 20. — Sera puni des peines portées à l'article 479 du Code pénal quiconque, en dehors des cas prévus par l'article 21 de la loi du 30 novembre 1892, aura commis une contravention aux prescriptions des articles 8, 9 et 10, et sera puni des peines portées à l'article 480 quiconque aura contrevenu aux prescriptions de l'article 11 de la présente loi.

ART. 21. — L'article 463 du Code pénal est applicable dans tous les cas prévus par la présente loi. Il est également applicable aux infractions punies de peines correctionnelles par la loi du 3 mars 1822.

ART. 22. — Des règlements d'administration publique, rendus après avis du Comité consultatif d'hygiène de France, détermineront :

Les mesures nécessitées par l'application de l'artice 10 ;

Le mode de recrutement des inspecteurs sanitaires, la nature des études à exiger pour leur nomination ainsi que les conditions de leur avancement et leur traitement ;

Les modifications qu'il y aura lieu d'apporter au décret du 8 mars 1887 conformément aux dispositions de la présente loi.

ART. 23. — Les conditions d'exécution des travaux d'assainissement seront déterminées par un décret rendu en Conseil d'État, chaque fois que le Préfet aura à faire usage des paragraphes 3 et 4 de l'article 1er.

ART. 24. — La loi du 13 avril 1850 est abrogée.

Sont également abrogées les dispositions des lois antérieures en ce qu'elles auraient de contraire à la présente loi.

ART. 25. — La loi est applicable à l'Algérie et aux colonies de la Martinique, de la Guadeloupe et de la Réunion.

---

§ II. — POLICE SANITAIRE DES ANIMAUX

LOI DU 21 JUILLET 1881 SUR LES ÉPIZOOTIES

Maladies contagieuses des animaux et mesures sanitaires qui leur sont applicables.

« ARTICLE PREMIER. — Les maladies des animaux qui sont réputées contagieuses et qui donnent lieu à l'application de la présente loi sont :

« La *peste bovine* dans toutes les espèces de ruminants ;

« La *péripneumonie contagieuse* dans l'espèce bovine ;

« La *clavelée* et la *gale* dans les espèces ovine et caprine ;

« La *fièvre aphteuse* dans les espèces bovine, ovine, caprine et porcine ;

« La *morve*, le *farcin*, la *dourine* dans les espèces chevaline et asine ;

« La *rage* et le *charbon* dans toutes les espèces ;

« (Le décret du 28 juillet 1888 a ajouté à la nomenclature des maladies des animaux qui sont réputées contagieuses et qui donnent lieu à l'application de la loi du 21 juillet 1881 : le *charbon symptomatique* ou *emphysémateux* et la *tuberculose* dans l'espèce bovine ; le *rouget* et la *pneumo-entérite infectieuse* dans l'espèce porcine.)

« ART. 2. — Un décret du Président de la République, rendu sur le rapport du Ministre de l'Agriculture et du Commerce, après avis du Comité consultatif des épizooties, pourra ajouter à la nomenclature ci-dessus toutes autres maladies contagieuses, dénommées ou non, qui prendraient un caractère dangereux.

« Les dispositions de la présente loi pourront être étendues, par un décret rendu dans la même forme, aux animaux d'espèces autres que celles ci-dessus désignées.

« ART. 3. — Tout propriétaire, toute personne ayant, à quelque titre que ce soit, la charge des soins ou la garde d'*un animal atteint* ou *soupçonné d'être atteint d'une maladie contagieuse*, dans les cas prévus par les articles 1er et 2, est tenu d'en faire sur-le-champ la déclaration au *maire de la commune* où se trouve cet animal.

« Sont également tenus de faire cette déclaration tous les *vétérinaires* appelés à le soigner.

« L'animal atteint ou soupçonné d'être atteint de l'une des maladies spécifiées dans l'article 1er devra être immédiatement, et avant même que l'autorité administrative ait répondu à l'avertissement, *séquestré*, *séparé* et *maintenu isolé* autant que possible des autres animaux susceptibles de contracter cette maladie.

« Il est interdit de le *transporter* avant que le vétérinaire délégué par l'administration l'ait examiné. La même interdiction est applicable à l'*enfouissement*, à moins que le maire, en cas d'urgence, n'en ait donné l'autorisation spéciale.

« Art. 4. — Le maire devra, dès qu'il aura été prévenu, *s'assurer* de l'accomplissement des prescriptions contenues dans l'article précédent et y *pourvoir d'office*, s'il y a lieu.

« Aussitôt que la déclaration prescrite par le paragraphe 1er de l'article précédent a été faite, ou, à défaut de la déclaration, dès qu'il a connaissance de la maladie, le maire fait procéder sans retard à la *visite de l'animal malade ou suspect par le vétérinaire* chargé de ce service.

« Ce vétérinaire constate et, au besoin, prescrit la complète exécution des dispositions du troisième alinéa de l'article 3 et les mesures de désinfection immédiatement nécessaires.

« Dans le plus bref délai, il adresse son rapport au *préfet*.

« Art. 5. — Après la constatation de la maladie, le préfet *statue* sur les mesures à exécuter dans le cas particulier.

« Il prend, s'il est nécessaire, un *arrêté portant déclaration d'infection*.

« Cette déclaration peut entraîner, dans les localités qu'elle détermine, l'application des mesures suivantes :

1° L'*isolement*, la *séquestration*, la *visite*, le *recensement* et la *marque* des animaux et troupeaux dans les localités infectées ;

« 2° L'*interdiction* de ces localités ;

« 3° L'interdiction momentanée ou la réglementation des *foires* et *marchés* ; des *transports* et de la *circulation du bétail* ;

« 4° La *désinfection des écuries, étables, voitures* ou *autres moyens de transport*, la désinfection ou même la destruction des objets à l'usage des animaux malades ou qui ont été souillés par eux, et généralement des objets quelconques pouvant servir de *véhicules* à la contagion.

« Un règlement d'administration publique déterminera celles de ces mesures qui seront applicables suivant la nature des maladies.

« Art. 6. — Lorsqu'un arrêté du préfet a constaté l'existence de la *peste bovine* dans une commune, les animaux qui en sont atteints et ceux de l'espèce bovine qui auraient été contaminés, alors même qu'ils ne présenteraient aucun signe apparent de la maladie, sont abattus par ordre du maire, conformément à la proposition du vétérinaire délégué et après évaluation.

« Il est interdit de suspendre l'exécution desdites mesures pour traiter les animaux malades, sauf les cas et sous les conditions qui seraient spécialement déterminées par le Ministre de l'Agriculture et du Commerce, sur l'avis du Comité consultatif des épizooties.

« Art. 7. — Dans le cas prévu par l'article précédent, les *animaux malades sont abattus sur place*, sauf le cas où le transport du cadavre serait déclaré par le vétérinaire plus dangereux que celui de l'animal vivant ; le transport en vue de l'abatage peut être autorisé par le maire, conformément à l'avis du vétérinaire délégué, pour ceux qui ont été seulement contaminés.

« Les animaux des espèces ovine et caprine qui ont été exposés à la contagion sont *isolés* et soumis aux mesures sanitaires déterminées par le règlement d'administration publique rendu pour l'exécution de la loi.

« Art. 8. — Dans le cas de *morve constatée*, et dans le cas de *farcin*, de *charbon*, si la maladie est jugée incurable par le vétérinaire délégué, *les animaux doivent être abattus sur ordre du maire*.

« Quand il y a *contestation* sur la nature ou le caractère incurable de la maladie entre le vétérinaire délégué et le vétérinaire que le propriétaire aurait fait appeler, le préfet désigne un troisième vétérinaire, conformément au rapport duquel il est statué.

« Art. 9. — Dans le cas de *péripneumonie contagieuse*, le préfet devra ordonner l'*abatage*, dans le délai de 2 jours, des animaux reconnus atteints de cette maladie par le vétérinaire délégué et l'inoculation des animaux de l'espèce bovine, dans les localités reconnues infectées de cette maladie.

« Le Ministre de l'Agriculture aura le droit d'ordonner l'*abatage* des animaux d'espèce bovine ayant été dans la même étable ou dans le même troupeau ou en contact avec des animaux atteints de péripneumonie contagieuse.

« Art. 10. — La *rage*, lorsqu'elle est constatée chez des animaux, de quelque espèce qu'ils soient, entraîne l'*abatage*, qui ne peut être différé sous aucun prétexte.

« Les chiens et les chats suspects de rage doivent être immédiatement abattus. Le propriétaire de l'animal suspect est tenu, même en l'absence d'un ordre des agents de l'administration, de pourvoir à l'accomplissement de cette prescription.

« Art. 11. — Dans les épizooties de *clavelée*, le préfet peut, par arrêté pris sur l'avis du Comité consultatif des épizooties, ordonner la *clavelisation* des troupeaux infectés.

« La clavelisation ne devra pas être exécutée sans l'autorisation du préfet.

« Art. 13. — La *vente* ou la *mise en vente* des animaux atteints ou soupçonnés d'être atteints de maladies contagieuses est interdite.

« Le propriétaire ne peut s'en dessaisir que dans les conditions déterminées par le règlement d'administration publique prévu à l'article 5.

« Ce règlement fixera pour chaque espèce d'animaux ou de maladie le temps pendant lequel l'interdiction de vente s'appliquera aux animaux qui ont été exposés à la contagion.

. . . .

« Art. 14. — La *chair des animaux morts de maladies contagieuses*, quelles qu'elles soient, ou abattus comme atteints de la peste bovine, de la morve, du farcin, du charbon et de la rage, ne peut être livrée à la consommation.

« Les cadavres ou débris des animaux morts de la peste bovine et du charbon, ou ayant été abattus comme atteints de ces maladies devront être *enfouis avec la peau tailladée*, à moins qu'ils ne soient envoyés à un *atelier d'équarrissage* régulièrement autorisé.

« Les conditions dans lesquelles devront être exécutés le transport, l'enfouissement ou la destruction des cadavres seront déterminées par le règlement d'administration prévu à l'article 5.

« Art. 15. — La chair des animaux abattus comme ayant été en contact avec des animaux atteints de la peste bovine *peut* être livrée à la consommation, mais leurs peaux, abats et issues ne peuvent être sortis du lieu de l'abattage qu'*après avoir été désinfectés*.

« Art. 16. — Tout entrepreneur de transports par terre ou par eau qui aura transporté des bestiaux devra, en tout temps, *désinfecter*, dans les conditions prescrites par le règlement d'administration publique, les *véhicules* qui auront servi à cet usage.

Indemnités.

« Art. 17. — Il est alloué aux propriétaires des animaux abattus pour cause de peste bovine, en vertu de l'article 7, une *indemnité* de trois quarts de leur valeur avant la maladie.

« Il est alloué aux propriétaires d'animaux abattus pour cause de péripneumonie contagieuse ou morts par suite de l'inoculation, en vertu de l'article 9, une indemnité ainsi réglée :

« La moitié de leur valeur avant la maladie, s'ils en sont reconnus atteints.

« Les trois quarts s'ils ont seulement été contaminés.

« La totalité s'ils sont morts des suites de l'inoculation de la péripneumonie contagieuse.

« L'indemnité à accorder ne peut dépasser la somme de 400 francs pour la 1/2 de la valeur de l'animal, celle de 600 francs pour les 3/4 et celle de 800 francs pour la totalité de sa valeur.

« Art. 18. — Il n'est alloué aucune indemnité aux propriétaires d'animaux importés de *pays étrangers*, abattus pour cause de péripneumonie contagieuse dans les 3 mois qui ont suivi leur introduction en France.

« Art. 19. — Lorsque l'emploi des débris d'un animal abattu pour cause de peste bovine ou de péripneumonie contagieuse a été autorisé pour la consommation ou un usage industriel, le propriétaire est tenu de *déclarer* le produit de la vente de ces débris.

« Ce produit appartient au propriétaire ; s'il est supérieur à la portion de la valeur laissée à sa charge, l'indemnité due par l'État est réduite de l'excédent.

« Art. 20. — Avant l'exécution de l'ordre d'abattage, il est procédé à une *évaluation* des animaux par le vétérinaire délégué et un expert désigné par la partie.

« A défaut, par la partie, de désigner un expert, le vétérinaire délégué opère seul.

« Il est dressé un *procès-verbal* de l'expertise ; le maire et le juge de paix le contresignent et donnent leur avis.

« Art. 21. — La *demande d'indemnité* doit être adressée au Ministre de l'Agriculture et du Commerce, dans le délai de 3 mois, à partir du jour de l'abatage, sous peine de déchéance.

« Le Ministre peut ordonner la revision des évaluations faites en vertu de l'article 20, par une commission dont il désigne les membres.

« L'indemnité est fixée par le Ministre, sauf recours au Conseil d'État.

« Art. 22. — Toute infraction aux dispositions de la présente loi ou des règlements rendus pour son exécution *peut* entraîner la perte de l'indemnité prévue par l'article 17.

« La décision appartiendra au Ministre, sauf recours au Conseil d'État.

« Art. 23. — Il n'est alloué aucune indemnité aux propriétaires des animaux abattus par suite de maladies contagieuses, autres que la peste bovine et la péripneumonie contagieuse dans les conditions spéciales indiquées par l'article 9.

Importation et exportation des animaux.

« Art. 24. — Les animaux des espèces chevaline, asine, bovine, ovine, caprine et porcine sont soumis, en tout temps, aux frais des importateurs, à une *visite sanitaire* au moment de leur entrée en France, soit par terre, soit par mer.

« La même mesure peut être appliquée aux animaux des autres espèces, lorsqu'il y a lieu de craindre, par suite de leur introduction, l'invasion d'une maladie contagieuse.

« ART. 26. — Le Gouvernement peut *prohiber* l'entrée, ou *ordonner la mise en quarantaine* des animaux susceptibles de communiquer une maladie contagieuse, ou de tous objets pouvant présenter le même danger.

« Il peut, à la frontière, prescrire *l'abatage, sans indemnité*, des animaux malades ou ayant été exposés à la contagion et, enfin, prendre toutes les mesures que la crainte de l'invasion d'une maladie rendrait nécessaires.

« ART. 29. — Le Gouvernement est autorisé à prescrire, à la *sortie*, les mesures nécessaires pour empêcher l'exportation des animaux atteints de maladies contagieuses.

Pénalités.

« ART. 30.— Toute infraction aux dispositions des articles 3, 5, 6, 9, 10, 11, § 2 et 12 de la présente loi sera punie d'un *emprisonnement* de deux jours à six mois et d'une *amende* de 16 à 400 francs.

« ART. 31. — Seront punis d'un *emprisonnement* de deux mois à six mois et d'une *amende* de 100 à 1,000 francs :

« 1° Ceux qui, au mépris des défenses de l'administration, auront laissé leurs animaux infectés *communiquer* avec d'autres ;

« 2° Ceux qui auraient *vendu ou mis en vente*, des animaux qu'ils savaient atteints ou soupçonnés d'être atteints de maladies contagieuses ;

« 3° Ceux qui, sans permission de l'autorité, *auront déterré ou sciemment acheté des cadavres ou débris* des animaux morts de maladies contagieuses, quelles qu'elles soient, ou abattus comme atteints de la peste bovine, du charbon, de la morve, du farcin et de la rage ;

« 4° Ceux qui, avant l'arrêté d'interdiction, *auront importé en France* des animaux qu'ils savaient atteints de maladies contagieuses ou avoir été exposés à la contagion.

« ART. 32. — Seront punis d'un emprisonnement de six mois à trois ans et d'une amende de 100 à 2 000 francs :

« Ceux qui auront vendu ou mis en vente de la *viande* provenant d'animaux qu'ils savaient morts de maladies contagieuses, quelles qu'elles soient, ou abattus comme atteints de la peste bovine, du charbon, de la morve, du charbon, du farcin et de la rage ;

« 2° Ceux qui se seront rendus coupables des délits prévus par les articles précédents, s'il est résulté de ces délits une contagion parmi les autres animaux.

« Art. 23. — Tout *entrepreneur de transports* qui aura contrevenu à l'obligation de désinfecter son matériel sera passible d'une amende de 100 à 1 000 francs.

« Il sera puni d'un emprisonnement de six jours à deux mois s'il est résulté de cette infraction une contagion parmi les autres animaux.

« Art. 34. — Toute infraction à la présente loi, non spécifiée dans les articles ci-dessus, sera punie de 16 à 400 francs d'amende. Les contraventions aux dispositions du règlement d'administration publique rendu pour l'exécution de la présente loi seront, suivant les cas, passibles d'une amende de 1 à 200 francs, qui sera prononcée par le *juge de paix* du canton.

Dispositions générales.

« Art. 37. — Les *frais* d'abatage, d'enfouissement, de transport, de quarantaine, de désinfection, ainsi que tous les autres frais auxquels peut donner lieu l'exécution des mesures prescrites en vertu de la présente loi, sont à la charge des propriétaires ou conducteurs d'animaux.

« En cas de refus des propriétaires ou conducteurs d'animaux de se conformer aux injonctions de l'autorité administrative, il y est pourvu d'office à leur compte.

« Les frais de ces opérations seront recouvrés sur un *état* dressé par le maire et rendu exécutoire par le sous-préfet. Les oppositions seront portées devant le juge de paix.

« Art. 38. — Un *service des épizooties* est établi dans chacun des départements, en vue d'assurer l'exécution de la présente loi.

« Art. 39. — Les communes où il existe des foires et marchés aux chevaux et aux bestiaux seront tenues de préposer à leurs frais et sauf à se rembourser par l'établissement d'une taxe sur les animaux amenés, un vétérinaire pour l'*inspection sanitaire* des animaux conduits à ces foires et marchés. »

TABLE DES MATIÈRES

Pages.

CHAPITRE V

CONDITIONS DE SALUBRITÉ D'UNE MAISON

LA MAISON SALUBRE, LA MAISON INSALUBRE, FOSSES D'AISANCES

CHAPITRE VI

NOTIONS DE POLICE SANITAIRE

SCEAUX. — IMP. CHARAIRE ET Cie.

Sceaux. — Imprimerie Charaire et Cie.

www.ingramcontent.com/pod-product-compliance
Ingram Content Group UK Ltd.
Pitfield, Milton Keynes, MK11 3LW, UK
UKHW020243250726
13967UKWH00004B/1500

9 782012 95799